魂力

Soul Power

強さと輝きをとりもどす瞑想

BNP
ビイング・ネット・プレス

この本は、「誰もが魂本来の力を回復し、楽々と幸せな人生を過ごせるように」という願いを込めて作られました。ラージャヨガの知識のエッセンスを生活に取り入れていくうちに、心が強くなり、生き方そのものが変化して、人生が豊かになるはずです。どうぞ存分にご活用ください。

好きな使い方を見つけてください

さまざまな使い方ができます。最初から最後まで順番に読まなくても、この本を持ち歩いて、好きな時に好きなページを開いてみましょう。そこに書いてあることをその日のメッセージとして、考えてみてください。きっと役に立つはずです。絵を見るだけでも心が癒されるでしょう。この本とDVDを活用すればするほど、新鮮な気づきが得られたり、今まで見過ごしていたことの中にも、いろいろな味わいを見つけ出せると思います。

目次

001

いのちのエネルギーを強めよう

私たちは長い間、愛や平和や幸福を自分の外側に探し求めてきました。それは、得たと思っても長くは続かない一時的なものでした。ですから心はそれに依存し、失うまいと執着して、魂（いのちのエネルギー）はすっかり消耗してしまいました。その結果、誰もが本来持っていた意志の力や集中力が失われ、私たちは周りのものに簡単に影響されるようになりました。

今人類はさまざまな分野で、深刻な問題に直面しています。その根本的原因はすべて、このようにして“魂が力を失ったこと”にあります。ですからその解決はただ一つ、“失われた魂の力をとりもどすこと”です。

インド古代の叡智として知られるラージャヨガは、魂本来の力と質をとりもどす方法です。この古代の叡智こそ、現在のさまざまな問題を解決する鍵と言えます。

“ヨガ”とは広い意味で“つながり”という意味です。人や物を思い出している時はいつでも、その人や、その物と“ヨガ”を持っているのです。たとえば梅干を思い出すと、すっぱさを感じるように、心は思い出したものに対して自分が持っている印象を体験します。ですから、“何を思い出しているか”が問題です。愛や勇気を感じるようなものとヨガを持つか、憎しみや落胆を感じるようなものとヨガを持つかで、正反対の体験をします。魂本来の力をとりもどすためには、力の源とヨガを持つ必要があります。力の源とは、愛と力にあふれた永遠に変わることのない神聖なエネルギーです。そのつながりを通して私たちは力強い自らの原点にかえることができます。それがいのちのエネルギーを強めることです。

002

ラージャヨガって何？

ラージャとは“王”、ヨガとは“つながり”という意味です。心や体、周りの人々や物事に振り回されると感じるのは、真の自己とのつながりが途切れてしまったからです。ラージャヨガ瞑想によって、再び真実の自己を見出します。そして“力の源”とつながることで、適切な考えや行動を選びとる力が得られるので、自分自身の王様になります。変えたい習慣や性格を改善できます。人間関係が良くなり、人生は豊かになります。

私たちは一日何万もの考えを作り出しています。考えることは人間にとって自然なことです。ですから、ラージャヨガ瞑想はいわゆる“無になる”、“考えをなくす”ための瞑想ではありません。なくすのは無駄な考えや否定的な考えです。

瞑想中はただぼんやりするのではなく、むしろはっきりと覚醒しています。目をあけたまま、見えるもの聞こえるもの、体の感覚に影響されることなく、自分自身に良い結果をもたらすような考えを選びとる練習をします。肯定的で純粋な考えに集中することで心の安定や喜びの体験が得られます。

ラージャヨガは、力強く実践的な瞑想法です。座っている時だけでなく、日常の中でも瞑想を体験できます。

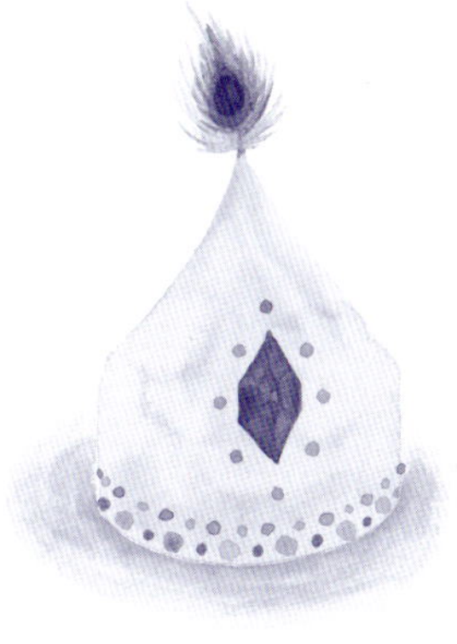

003

ラージャヨガ瞑想の8つの効果

1
心が安定する
心が強くなり、何事にも動じなくなります。

2
幸せになる
何があっても内側から幸せがあふれ出てきます。ただ、いるだけで周りの人も幸せにします。

3
自信がつく
真の自己の価値がわかり、あるがままの自分を受け入れられるようになります。

4
洞察力がつく
物事の本質がわかり、表面的なことに左右されなくなります。

5
集中力がつく
考えの力、意志の力が強化され、いとも簡単に物事が成功するようになります。

6
直感力が増す
無駄な考えがなくなるので、適切な考えをキャッチできます。いざという時、頼りになります。

7
人生が輝く
いつのまにか性格が良くなり、真の輝きが増します。人間関係も良くなります。

8
潜在能力が開花する
真の自己に目覚め、潜在能力のふたがあきます。自分でも気づかなかった限りない能力が花開きます。

心を強くするための7つの鍵

1
真の自己を知る

　自分の感情や考えを肯定的に保てないことは、心が弱っている証拠です。
　なぜ心が弱くなったのでしょう？
　真の自己、つまり“いのちの力”を忘れてしまったからです。

　いのちの力とは何でしょうか？　永遠不滅の精神的なエネルギー、体とは別の限りなく小さな光の点です。額の真中、目の後ろ、脳の松果体近くに存在し、そこから目という窓を通して、外を見ています。体を使って行動したり、何かを作り出したり、体験するのは、その光の点、魂です。

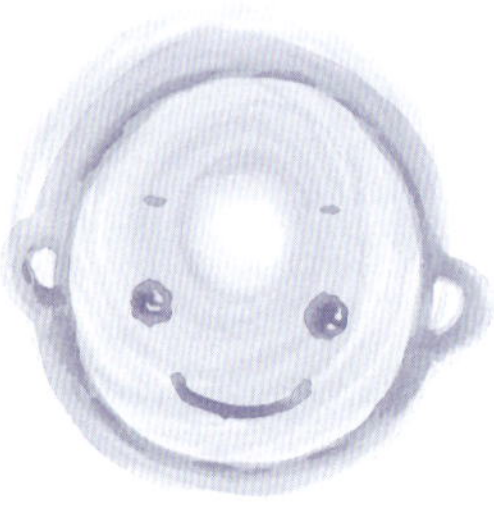

　魂は、知恵や力、穏《おだ》やかさ、純粋な愛、喜びなどの精神的な豊かさをもともと備えています。怒りや恐れ、憎しみなどの否定性は、後から入り込んだものです。人は自然に親切にしたり思いやりを持っ

たり、助け合ったりします。それが魂の本質です。その時、とても心は穏やかで、幸せを感じ自分自身に良い気持ちが持てます。

「喜怒哀楽があってこそ人間だ」と多くの人が言います。でも、怒りや悲しみが自然で心地良いものでしょうか？　もしそうなら、怒れば怒るほど、悲しめば悲しむほど、健《すこ》やかで幸せになるはずですが、実際はその反対です。怒りや悲しみを体験するほど、真の自己からさらに遠ざかり、心は力を失っていきます。

心を強くするためには**魂の本質を思い出し、それに基づいて生きていくこと**が必要です。すると、五感を超えた喜びを体験します。その喜びが魂の栄養になり、心は元気で強くなります。

自分自身を額の真中、目の後ろにいる光の点だと意識してみましょう。するとしだいに魂の本質を体験し始めます。子供のような素直な気持ちで、好奇心を持って光の点、いのちの力を思い描いてください。いつでもどこでもできますね。

2
考えの質を理解する

考えには力があります。肯定的な考えは、心や体に良いエネルギーを与え、否定的な考えは心や体にダメージを与えます。考えは何よりも速く人に届くので、自分だけでなく他の人にも影響を与えます。また、周囲の雰囲気にも影響します。力強い前向きな考えを持つだけでも、他の人を元気づけることができます。

＊考えの4つの質

肯定的な考え	物事を前向きにとらえ、勇気や希望、熱意をもたらす考えです。心は豊かで幸せになります。
無駄な考え	過去のこと、他者のこと、未来の心配など、いくら考えても解決をもたらさない、生産性のない考えです。心のエネルギーを無駄に消費し、すぐに否定的な考えに結びつきます。
否定的な考え	心配や恐れ、怒り、嫌悪、嫉妬、疑いなど心を重苦しくさせる考えです。自分にも他者にもダメージを与えます。
必要な考え	物事を具体的に実行するために必要な考えです。たとえば仕事のスケジュールをたてる、昼食に何を食べるかといった実際的なことです。

「私は今、何を考えているのだろう？　その考えがどんな結果をもたらすだろう？」常に自分の考えの質に気づくことが必要です。というのは、**考えは種であり、考えたことが言葉や行動になって現実を作っていく**からです。

利己心のない純粋な気持ちや考えを持てば持つほど、人にも優しい言葉を話し、心は安定し人生は楽になります。利己的で否定的な考えを持つと、心は緊張し、人に不快な言葉や態度で接するようになり、人生が困難になってきます。

考えに注意しましょう。
考えが言葉になります。

言葉に注意しましょう。
言葉が行動になります。

行動に注意しましょう。
行動が習慣になります。

習慣に注意しましょう。
習慣が性格になります。

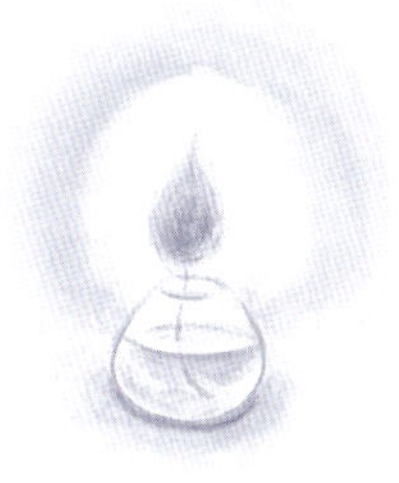

性格に注意しましょう。
それが、あなたの運になります。

3
心のマスターになる

魂には心、知力、潜在意識（サンスカー*）という働きがあります。

心に浮かんだ考えを知力が判断して行動に移すかどうかを決めます。その行動の体験が潜在意識に残ります。

体験の印象や記憶は一瞬ごとに潜在意識に刻まれていきます。似たような状況に直面すると潜在意識に刻まれた過去の印象がよみがえり、心はその時と同じ感情や考えを作り出します。つまり、今ありのままを見るのではなく、**過去の印象に基づいて状況をとらえてしまいます。**それが物の見方や考え方のパターンを形成します。そのことに気づかないと、人生は同じことの繰り返しになります。

無意識でいると今までのパターンが自動的に働き、不用意な発言や行動に後悔することになります。この仕組みを理解して自分の言動を観察すれば、そこにあるパターンに気づきます。そして、どのように考え、言葉､行動を変えていけばよいかが分かるようになります。

いつも幸せでいるために、まず**質の良い考えを選びとり、それに基づいた新しい行動の習慣を作り出す**ことができるのです。そのためには瞑想が効果的です。瞑想で得た良い体験の記憶が潜在意識に刻まれて、しだいに心に良い影響を与え、肯定的な考えが出てくるようになるからです。

繰り返し練習することで、マスターとして心を操縦していくことができるようになります。以前だったら心が揺れ動いていた場面でも、いつのまにか安定していられる自分になったことに驚くでしょう。

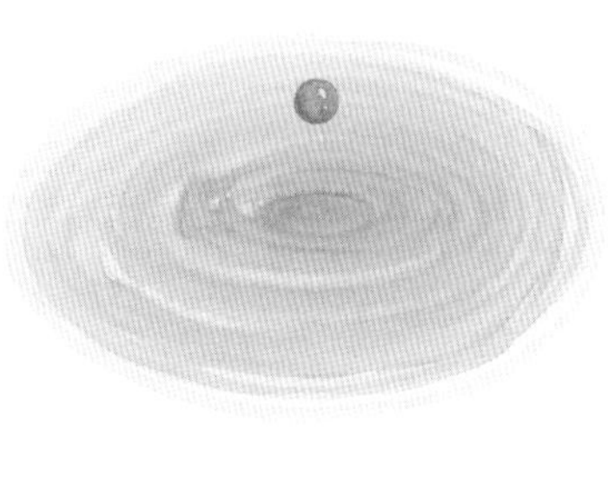

＊ヒンディー語。魂の本質、行動の印象や記憶、習慣、能力、性格などの記録保管所のこと。

4
カルマ銀行の貯金をふやす

壁にボールをぶつけるとはね返ってくるように、発したものはいつか必ず自分に返ってきます。これを行動の作用反作用の法則、またはカルマの法則と言います。カルマとは単に行為のことです。私たち一人ひとりがこのカルマの銀行に口座を持っています。

カルマ銀行では、肯定的な考えや利他的な考えに基づいた行為は貯金になり、利己的な欲求や否定的な考えに基づいた行為は借金になります。重要なのは“何をするか”ではなく、“どのような動機や態度で行うか”です。

人生の逆境に直面した時、それは過去の不適切な考えや行為のつけです。それを受け入れて、その時できる最善をつくせば返済できます。けれども「なんでこんなことが……」「あの人のせいで……」などと、不満や心配をつのらせれば、さらに借金がふえてしまいます。

ですから、どんな時にも、目の前の出来事にとらわれず、**今何をすることが、カルマ銀行の貯金になるのかを考えて、適切に行動しましょう。**

人の間違いを批判するのも、借金です。“人のふり見てわがふり直す”のが貯金で“その人が借金を返済できるように協力する”ことは大きな利息を生み出します。カルマ銀行は誰の借金も見逃しません。ですから人の口座に口出しするのは止めましょう。自分の借金がふえていくだけです。

貯金することだけを考えましょう。これは目に見えない貯金です。

状況や相手がどうであろうと、目の前のことに反応しないで、ひたすら貯金することだけを考えます。貯金がふえてくれば、喜びが増し心は強くなります。人にも幸せを分かち合うことができ、それがたくさんの利息となり、人生がますます楽になり未来は確実に豊かになります。

＊貯金をふやす秘訣

本来良心は、何が正しく何が間違っているか、つまり、何が貯金で何が借金になるかを知っています。エゴや欲張った気持ちがあると、良心の声を無視するようになり、無視が続くとその声は聞こえなくなります。カルマ銀行の貯金をふやす秘訣は、内なる声を聞くことです。

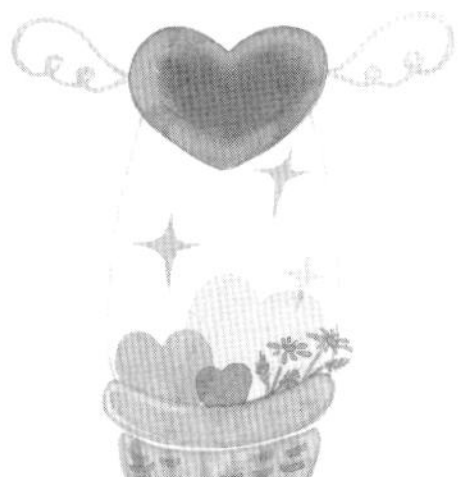

5
人間世界のドラマを理解する

「この世は一つの舞台、男も女も皆が単に役者なのだ」“お気に召すまま”の中でシェークスピアが言うように、**地球は人間世界のドラマの舞台**です。そこで魂たちは役者としてさまざまな役を演じています。芝居の中ではヒーローもいれば悪役もいます。多種多様な役割があってこそ、ドラマは成り立ちます。

ですから、自分と人を比較したり、人のことを判断する必要はありません。

たとえばシンデレラの継母《ままはは》のような悪役を演じているからといって、それを演じる役者を恐れたり嫌ったりする必要はありません。**役そのものとそれを演じている役者とは別のもの**です。それぞれの魂がどのようなキャラクターを演じていようと、それは単に役割であることを理解しましょう。

また、役者は監督ではないのですから、他の役者のせりふや演技に口出しすることはできません。自分が良い役者であることだけに専念しましょう。

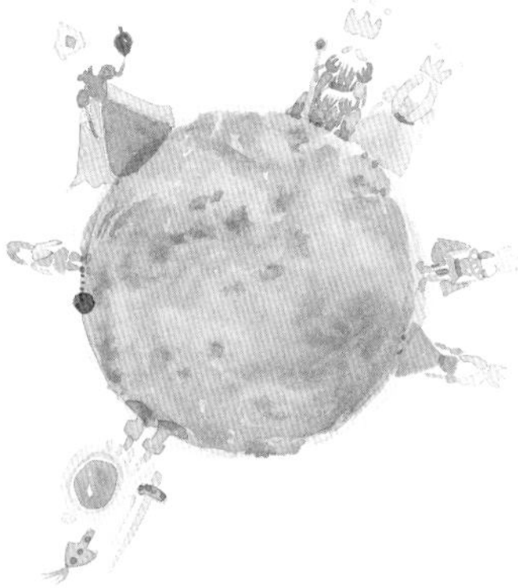

ドラマの中で起こることに一喜一憂しないことです。状況はいつか過ぎていきます。役者として自分の役割に集中しましょう。自分がヒーローの役割を演じていると考えてはどうでしょうか。たとえば、逆境にいる時、ヒーローだったらどう考え、どういう態度でいるでしょう？

永遠不滅の魂が演じていることなので、ドラマの中で起こることにはこの人生だけでは理解できないことがあります。ドラマを深く理解するには時間がかかりますが、これを練習していけば、心は大変強くなります。

あなたの役割を演じられる役者は、他にはいません。純粋な誇りを持って人生のドラマを楽しんで演じましょう。

6
ドラマを楽しむ

観客として、すべてがドラマだと見る練習をしましょう。ドラマの筋書きに振り回されないで、一人ひとりの役者の演技やシナリオを客観的に見ていきます。

そして自分はヒーローアクターだと意識しましょう。誰が何を言おうと「相手はただ台本にあるせりふを言っただけなのだ」と考えれば、そのことにいちいち反応する必要もなくなります。状況がどのように変化しようと、以前だったら落ち込むような場面でも、ヒーローとしてどう演じればよいかを考えます。そうすれば状況に影響されることなく、適切な行動がとれます。するとドラマの意外な展開を楽しむことさえできるのです。

ドラマとカルマは深い関連があります。**ドラマに偶然はありません。**ドラマの背後には**カルマの法則**が働いています。すべてのことは起こるべくして起こります。最悪のように見える場面も、それはカルマ銀行の負債を返す機会です。どん底におちいっても、恐れたり、「なんで私だけがこんな目に……」などと、これ以上借金をふやしてはいけません。ヒーローとして勇気を持ってそ

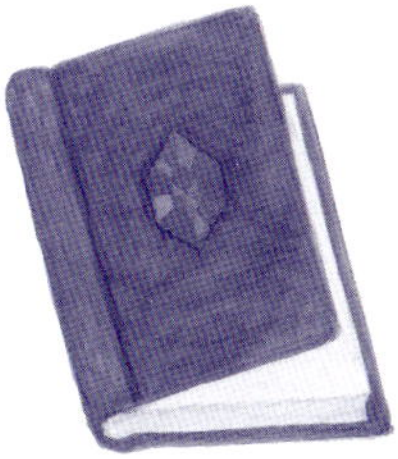

れに直面し、最善をつくして貯金に励《はげ》めばいつかは負債を解消できます。

他の役者も、カルマの法則に従って役割を演じています。

ずるいことをしてうまくいっているように見えても、そう長くは続きません。過去の貯金があるので、カルマ銀行からの配当で一時的にはうまくいっているように見えますが、ずるいことをするという大きな借金のために、貯金もいつかは底をつきます。ですから、人をみて羨《うらや》んだり憤慨する必要はありません。自らの借金を作らないように気をつけましょう。

どんな場面も楽しめるようになるまで練習に励みましょう。観客として、**ドラマとカルマの関連を知りながら冷静に物事を見て**いけば、心はどんなことが起きても揺れないほど強くなります。またヒーローアクターとして適切な行動をとることで、人生は幸運に輝いていきます。

7
力の源とつながる

ヨガの力とは人を支配したり、魔法のようにスプーンを曲げたりする力ではありません。自分の中の弱さや不純性に打ち勝つ力、純粋なエネルギーを持った力のことです。長い間の借金で弱くなってしまった魂は、ヨガの力を得ることで自分を変革し、カルマ銀行の借金を減らして貯金をふやすことができます。

力の源とは何でしょうか？　永遠不滅の神聖なエネルギーの存在、唯一特別な魂のことです。形はただ光の点で、体は持っていません。**魂に本来の力をとりもどさせる**ほど**純粋なエネルギーに満ちて**います。力と叡智、純粋な愛などの精神的な豊かさの源で、海のようにつきることがありません。力の源は永遠に完璧で太陽のように常に与えるだけです。

つながるということは、思い出すことです。何かを思い出す時、思い出したものの質を体験します。例えば梅干しやレモンを思い出すと、酸っぱさを体験します。嫌いなものを思い出せばいやな気持ちになり、悲しい過去を思い出せば、もう一度悲しみを味わいます。

力の源とつながるということは、力の源を思い出すことです。そうすれば限りない力が得られます。

ですから、**重要なのは何を思い出すか**です。何を思い出せば、一番得たいものが得られるでしょうか？

思い出すためには、思い出す対象を明確に知る必要があります。漠然としたものは思い出すことができません。力の源を思い出すことは、体の感覚でとらえられる物質的なものを思い出すこととは違います。唯一特別な魂を思い出すためには、**魂の自覚が必要**です。体の自覚から魂の自覚に変わることは、ラジオのＡＭとＦＭのスイッチを切り替えるようなものです。まず、魂の自覚にスイッチを入れてから、周波数を力の源に合わせていきます。すると、魂の求めていた愛と平和、力と至福の体験が得られるようになります。

005

ラージャヨガ瞑想で得られる8つの力

ラージャヨガ瞑想を練習していくと、力の源から精神的な力を受け取ります。それは自分自身を変革するための力です。人を支配する力ではありません。意識するだけで、実際に力が湧《わ》いてきます。日常生活で８つの力を使えば、自分のこれまでの考え方、態度や行動の仕方が変わります。そして、自分の望むような心の安定が得られることに気づくでしょう。周囲にも良い影響をもたらし、不思議なことに状況も変わってきます。

1

引っ込める力

亀が頭や手足を引っ込めて安全に休むように、注意を内側に向けて自分の本質に戻ります。そうすれば周囲の状況に巻き込まれることなく、心は穏《おだ》やかに安定していられます。ですから、どんな場面でも適切に対応できます。

具体的な使い方

周囲の人々の言葉や行動、その場の雰囲気に巻き込まれると、反射的に怒りや心配などの感情が襲ってきます。安定していたいのはやまやまですが、そうなるともうどうしようもありません。

こんな時、“引っ込める力”を使ってみましょう。

反射的に反応する前に、まず一呼吸おいて、“引っ込める力”を思い出します。内側に意識を向けていきましょう。心にたずねてみます。「何を望む？　アップダウン？　それとも穏やかさ？」すると自分と外側の状況との間にスペースが生まれ、安全で確かな感覚がやってきます。それが真実の自己に触れることです。落ち着きをとりもどし、冷静に対応できます。

②

荷造りする力

旅に出る時にカバンに入れるのは必要な物だけです。このように、無駄な考えは手放し、必要な考えだけを持ちます。そうすると、今、この時に生きていて、いつも軽やかに人生という旅を楽しめます。

具体的な使い方

しなくてはいけないこと、過去のこと、人のことなど、考えが次々と浮かんでくると、頭の中がごちゃごちゃになって、“忙しい”と焦《あせ》るわりにはいっこうにはかどらない状態が続きます。

こんな時、“荷造りする力”を使ってみましょう。

落ち着いて座り「今考えるべきことは何なのか」を明らかにします。必要ないことはとりあえず脇に置きます。するべきことのリストを作り、優先順位をつけます。そのうえで行動に移します。リストの最初から、一つずつ順番に、考えるべきことを考え、すべきことをしていきます。頭の中が整理され、フットワークも軽く、集中してすべてを行えるようになります。

3

寛容する力

しっかりと根をはった大きな木は、どっしりと安定しています。誰にでも木陰を提供し、果実を与え、雨風に打たれても揺るぎません。そのように魂の自覚という根をはって、安定しています。皆を受け入れ、どんな攻撃にあっても揺るぎなく、いやな気持ちを持ちません。

具体的な使い方

自分が批判されたり攻撃されたりすると、相手に対して反発の気持ちが出てきます。自分を守ろうとして心に壁を作り、相手を拒絶し、かたくなな態度になります。

こんな時、“寛容する力”を使ってみましょう。

自分がどっしりとした木だというイメージを持ちましょう。魂の自覚という根をはっています。私は穏《おだ》やかで力強い存在です。真の自己の価値を知っているので、どんなことにも揺らぎません。相手の否定的なエネルギーをそのまま受け取る必要はありません。自分のすべてが否定されているわけではないのです。冷静に相手の言わんとしていることに耳を傾けてみましょう。するとその背後にある本当の気持ちも理解できます。その気持ちをくんで、何か協力できることがあったら喜んで協力します。自分に改善すべきところがあれば、ただ変えます。

4

調整する力

海がいろいろな川を受け入れるように、どんな人でも受け入れます。否定的な気持ちが出てきても、それを押さえつけるのではなく、良い気持ちに変えることができます。いつでもどこでも誰にでも適切に対応し、その場に必要なことを提供できます。

具体的な使い方

自分の気に入らない場面に直面すると、感情的になったり、それを押さえつけて我慢します。するとそのことで雰囲気が悪くなったり、人間関係にひびが入ることが多々あります。

こんな時、"調整する力"を使ってみましょう。

雄大な海を思い描きます。それが、しだいに光の海に変わっていきます。それは、力の源、愛の海、平和の海です。私はその海に漂っています。すると抑え込もうとしていた感情は、光の中で溶かされていきます。良い気持ちをとりもどし、簡単に自分自身を変えることができます。いつでもどこでも誰とでもうまくいき、人生が楽になります。

5

識別する力

宝石商が本物のダイヤモンドを見分けるように、偽りと真実が分かります。表面的なことに惑《まど》わされません。自分の考えや言動を客観的に観察し、肯定的で価値あるものと無駄で価値のないものを見分けます。そして物事が正確に見えるようになります。

具体的な使い方

目先の華やかさや一時的な利益に目が眩《くら》み、自らの信念を曲げたり、人の意見に流されると、結局は後悔する結果を招きます。利益を追求しても長続きしなかったり、人からの信頼を失い、自己不信におちいることもあります。

また、人の悪いところばかり目につくと、その人の良さが見えなくなることもあります。

こんな時、"識別する力" を使ってみましょう。

自分自身の信念や価値観を信頼しているので、表面的なことに惑わされません。もうけ話を持ちかけられても、物事を正しく見分けて自分の信念に反することはしません。

また、識別力を使うと、人の欠点にとらわれないで長所を見つけ出せます。否定的な考えを持つ習慣があると、識別力が曇ります。瞑想を練習してこの力を磨いておきましょう。

6

判断する力

天秤（はかり）の支点が正しい位置にありバランスがとれている時、正確に価値を測れるように、正しい視点で物事を決定します。周囲の意見や感情、かたよった思い込みに影響されません。一時的な利害に惑《まどわ》わされず、自分にとって正しいことを選びとり、実行することができます。

具体的な使い方

自分がどうすべきかを決めかねて迷うことがあります。人の意見に左右されたり、考えが堂々めぐりになり、なかなか決定できません。

こんな時、“判断する力”を使ってみましょう。

真の自己をはっきりと理解し、天秤の支点が正しい位置にあるので、どちらが重要なのかを正確に測れます。周囲の意見や状況に惑わされず、即座に正確な決定をして実行に移すことができます。

判断力は自分に対して使うものです。人が正しいとか間違っているとかいうように、他者の裁判官になってはいけません。

7

直面する力

苦手なことや逆境から逃げることなく、勇気を持って適切に対応できます。永遠の魂としての真実に基づいて物事を客観的に見ることができるからです。

具体的な使い方

突然予期せぬ出来事が起きた時、悲しみや恐れのためにそれに立ち向かうことができず、ただその状況から逃れることだけを考えがちです。すると、いつまでも克服できないまま、それが人生の大きな重荷になってしまいます。また、困難な状況に対して、解決を先延ばしにするのも同じことです。

こんな時、"直面する力" を使ってみましょう。

自分は平和な魂だと自覚して、人生をドラマのように客観的に見ます。すると、たとえ痛みや苦しみがあっても、真の自己に備わった豊かな本質がよみがえり、勇気を持って対応できます。逆境の中にも何か良いことを見つけ、重荷から解放されます。

8

協力する力

自己中心的な限られた枠を超えて、無理することなく、自分にできることを提供します。自分は魂だと自覚しているからです。“協力する力”があれば物事が簡単になり、不可能なことも可能になります。

具体的な使い方

職場や学校・地域などのグループで何か仕事を成し遂げようとする時、本来なら果たせるはずの成果が得られないことがあります。自己中心的な感情やえり好み、条件付きの駆け引き、出し惜しみなどの損得勘定が邪魔をして、皆が広い心で協力できず、まとまりがなくなるからです。

こんな時、“協力する力”を使ってみましょう。

まず、自分を魂だと意識し、すべての人を魂の兄弟として見ます。心が広がり狭い了見を超えて「今自分には何ができるだろう」と考えます。すると、無理をせず、軽やかに協力できます。

このような態度で皆が自分のできることを行えば、まとまりが生まれ、簡単に予想以上の成果があがります。

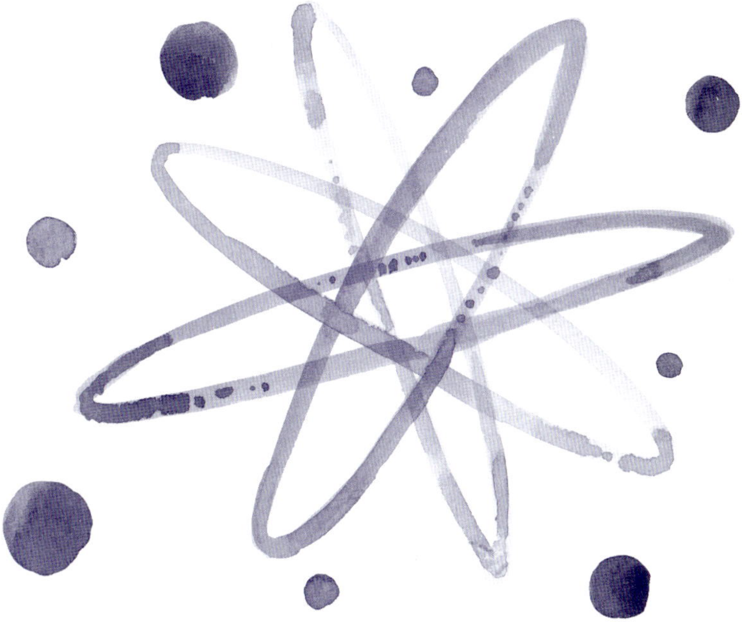

006

ラージャヨガの瞑想の仕方

ラージャヨガの特徴は、目をあけて瞑想すること、いつでもどこでもできることです。

家の中で座って瞑想する場合

◆場所

瞑想用の部屋を作れなくても、ちょっとした工夫で自宅に自分用の瞑想スペースを作り出せます。部屋の一隅でも一定した場所をいつも瞑想する場所に決めましょう。カーテンやクッション、音楽、照明、キャンドル、お香やアロマの香りで演出すれば、立派な瞑想スペースになります。瞑想を続けていくと、そこに座るだけで落ち着くようになるでしょう。

◆時間

瞑想はいつでもできますが、特に早朝４時から５時（それ以後でも一日の行動を始める前）、夕方（６時から８時ごろ）が瞑想に一番適した時間と言われています。また、一日を振り返りその日のごちゃごちゃした出来事や気持ちを終わらせるために、寝る前にも瞑想しましょう。すっきりした気分でよく眠れ、新しい朝が迎えられます。

◆姿勢

座り方に決まりはありません。心地よい姿勢で行います。しかし、病気でない限り、横たわった姿勢はよくありません。眠ってしまうからです。

瞑想とは何をすること なのでしょうか？

これは考えながら集中する瞑想です。頭と心を働かせ、考えたことを体験していきます。たとえば、穏《おだ》やかな気持ちを体験したいなら、穏やかになれることを選んで、考えを深めていきます。

【実践例】

森の中にいることを思い浮かべてみましょう。木について考えてみます。風が吹いても、鳥が実をついばんでも、動物が枝を揺さぶっても、ただ静かにそこに立っています。何があっても動じることはありません。その情景を思い浮かべていくうちに、木のどっしりと安定した性質が感じられ、心は穏やかになっていきます。

このように瞑想で体験したいことを明確にして、そのことを体験できるような考えを作り出していきます。

具体的な方法は、31種類の瞑想ガイドを使って実際に練習できます。また「心を強くするための７つの鍵」には、さらに瞑想を深めるためのヒントが宝石のように散りばめられています。

行動しながら瞑想する場合

瞑想はただ静かに座って行うだけでなく、日常の動作の合間にも、行動しながらもすることができます。例えば、通勤中歩いたり電車に乗っている時、人と会う前や大切な会議の前の心の準備として、仕事や勉強の合間、掃除や洗濯、料理をしている時、入浴中、庭の手入れをしながら……立っていても、歩いていても、たとえ1分でも瞑想できます。瞑想は内面のワークです。行動しながら瞑想していても、他の人には分からないので、いつでも自由に行えます。

瞑想する時間

長く瞑想するほどいいのでしょうか？　一般に長時間集中すれば、瞑想は深くなります。しかし、ただ長く時間をかければいいわけではありません。短い時間から始めて、体験が出てきたら少しずつ時間をふやしていきましょう。集中度（望んだ体験が得られるかどうか）が問題なのです。短い時間でも集中できれば良い体験が得られ、その効果は長く続きます。その結果頭が冴えわたり、物事をいとも簡単に行えるようになります。

ラージャヨガ瞑想は、いつでもどこでも自由に行える内面のワークです。頭（知力）と心（マインド）で考えを使いながら無理なく集中し、体験が得られます。

DVDの使い方

瞑想する時

家にいる時は聞きたいタイトルの瞑想を選んで聞いてみるのはもちろんのこと、音声を録音しておけば、どこでも聞くことができます。

実際にコメンタリー（声のガイド）を聞きながら、その内容をイメージし体験します。何度でも繰り返し聞くことで、それが**自分の考え方に良い影響を与えていく**はずです。毎日少しの時間をとって**聞き続けることが大切**です。**瞑想を習慣にしましょう**。すると日常の問題や逆境に直面した時に肯定的な考えが自然に出てきて、適切な判断や行動がとれるようになります。例えば、42ページの「心は温泉気分」で心をリラックスする練習をしていれば、会議の前や大勢の前で話さなければならない時などに、その練習を思い出して、自然にリラックスしていられるようになります。

タイトルの効果

この本のコメンタリーのタイトルを思い出すだけでも、さまざまな場面で役にたちます。

例えば、72ページの「過去と他人は変えられない」の瞑想を訓練していると、他者の言動がいちいち気になる時「他人を変えることはできません。それは無駄なことです。一体どうしてそれが気になりますか？」と自分にたずねてみるとよいでしょう。自分の過去の失敗が悔まれる時も、このタイトルを思い出して、「よし、変えられるのは、今この時の自分だけ」と思いなおし、「今、できることを探そう」「失敗からレッスンを学んで、これからに活《い》かそう」と、即座に否定的な考えを無理なく切り替えることができるようになります。「何かを学んだ、レッスンだった」と考えてこの先注意を払えば、失敗も無駄にはなりません。このようにして、過去のいやな気持ちを手放すことができます。

慣れてくると、過去のことや人のことを考えそうになった時、即座に「過去と他人は変えられない、変えられるのは自分だけ」という考えが自然に出てくるようになります。

緊急時には

怒りや悲しみが止まらない時、問題に押しつぶされそうな時は、まず「心をリラックスさせる」の中から選ぶことをお勧めします。感情が少し鎮《しず》まったら他のタイトルを見て、解決のヒントになりそうなものを手当たりしだいに聞いてみましょう。その中でぴったりくるものを何回も繰り返し聞いてください。

この章の構成

瞑想は、1）心をリラックスさせる、2）ヒーリング、3）気づき、4）集中、5）分かち合い、の五つに分類されています。その中の気に入ったタイトルを一つ選び、声のガイドにそって体験していきましょう。それぞれの項目ごとに、使い方のちょっとしたヒントやものの見方についての解説がありますので、ご覧ください。まず最初に「1. 心をリラックスさせる」の中のどれかを聞いてリラックスしてから始めていくと、より効果的だと思います。

1　心をリラックスさせる

日常の中でストレスを感じる時、心の中は交通渋滞、考えがひしめき合って大混乱の状態です。次々と速いスピードでたくさんの考えが押し寄せてきます。判断力が低下して、思い込みや勘違いで物事を見始め、無駄な考えがグルグル回り続けます。へとへとに疲れ、心の力がなくなるので、良い考えが持てなくなります。

その悪循環に入り込むと、問題が山のように大きく見え、プレッシャーを感じます。手っ取り早くお酒やたばこに手を出したり、不平不満を言ってうっぷんをはらすのは簡単です。しかし、そのような一時的な支えに頼れば頼るほど、ますます心の力を失うことになります。
　そうなる前に、ちょっと時間をとって、気分転換をする必要があります。体の健康には注意をしても、心の健康はおろそかにされがちです。「忙しくてそんな時間はない」と言わないで、ほんの少し時間をとってリラックスする習慣をつけましょう。心が元気なら、判断力や決断力が高まり、肯定的な考えや良いアイデアも生まれます。
　心をリラックスさせて、静けさとゆとりをとりもどしましょう。そうすれば、自分のことも人のことも、思いやりを持って理解できるようになるでしょう。
　この方法はいつでもどこでもできます。自然の中に行かなくても、職場や電車の中でもできるし、費用もかかりません。さあ、やってみましょう。

1　心は温泉気分

ゆっくりと呼吸しましょう……イマジネーションを使って……今、のんびりと温泉につかっている自分を思い描いてみます……温かいお湯の中で、ゆったりと手足を伸ばします。仕事のことも、誰か他の人のことも忘れ、ただ心地よさだけを感じます。心も体もリラックスして、楽にしています。自然に、心の中が良い気持ちで一杯になります。

2

ただ呼吸しましょう

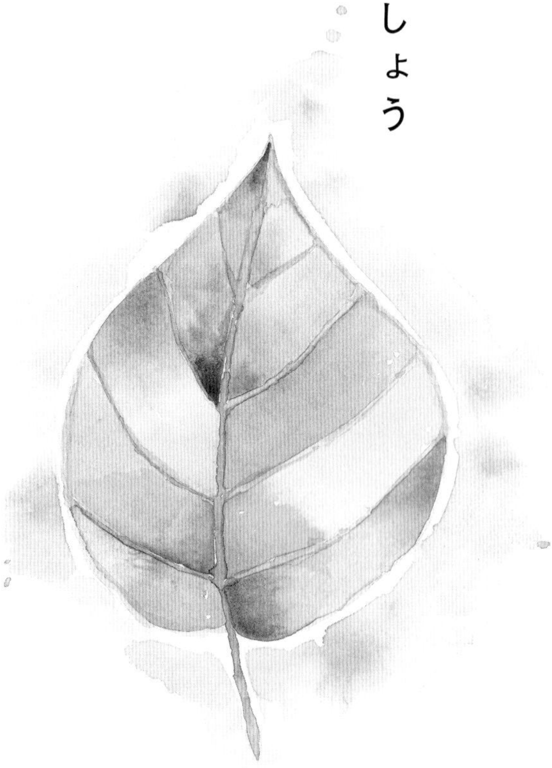

心の中で言ってみましょう。
「息を吐いてー」
「息を吸ってー」

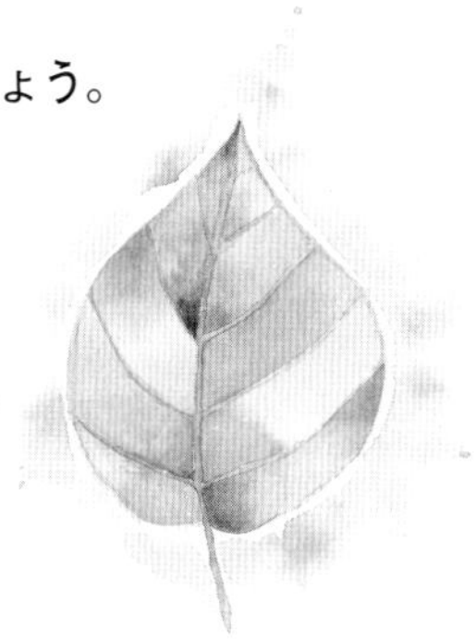

心の中で繰り返します
「吐いてー」
「吸ってー」
「吐いてー」
「吸ってー」
ただ、呼吸しましょう。
自分のペースで繰り返します。

今度は、息を吐き出すたびに
体の力を抜きましょう。
どんどん緩《ゆる》めていきましょう。
少し心が落ち着きましたね。

3

スイッチを切る

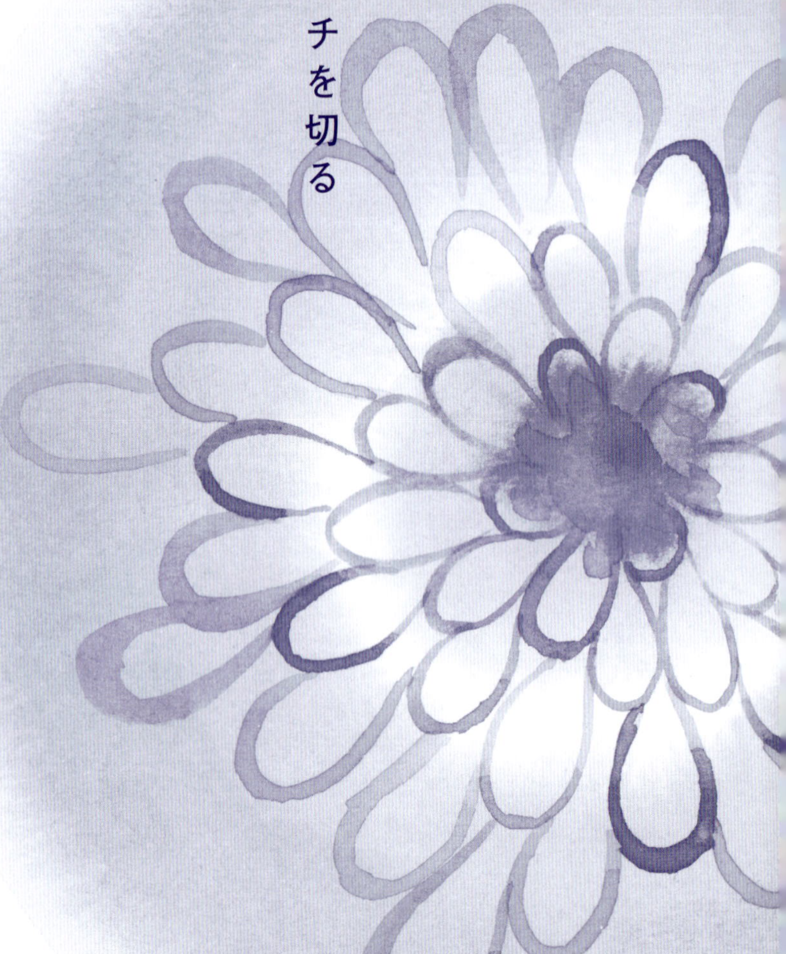

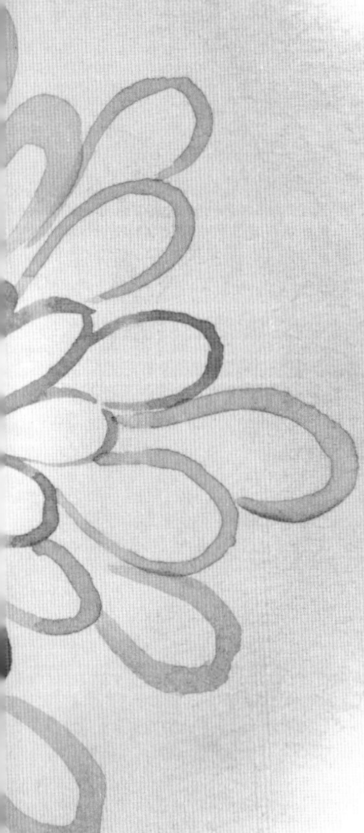

楽に座って目や耳をリラックスさせてみましょう。目や耳は友達であり、いつも一生懸命働いてくれています。ですから今、少し休ませてあげましょう。目や耳の感覚のスイッチを切ってみましょう。すると考えの速さが緩《ゆる》やかになっていきます。心が澄《す》みわたってきます。ちょっとの間、何も動いていません。静止しています。心は自由で、安らかで、とてもすっきりしています。

2 ヒーリング

ヒーリングというと、アロマセラピー、マッサージ、心地よい音楽、自然や動物との交流などを思い浮かべますね。けれども、多くの場合、その効果は一時的です。

自分の能力や資格、地位や所有物を人と比較したり、人の評価を基に自分の価値を決めてしまうと、内なる自分を見失い、そのため魂は深く傷つきます。瞑想(メディテーション)の語源は、ラテン語のメデリ(癒し)です。瞑想を通して真実の自分を体験すると、魂は癒されます。

瞑想の声のガイド(コメンタリー)を聞きながら、心を開いて、自分が本来持っている素晴らしさに光を当てます。素直にそれを受け入れましょう。それが、真の癒しになります。

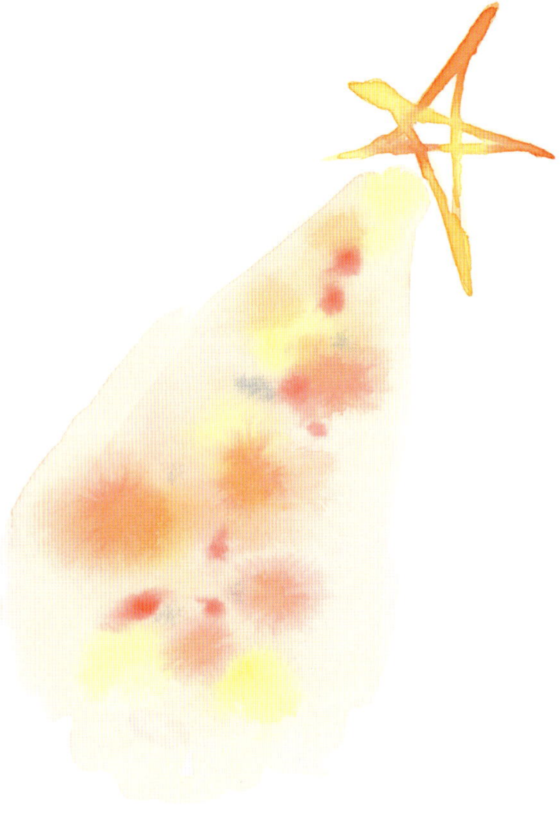

4

よく頑張りました

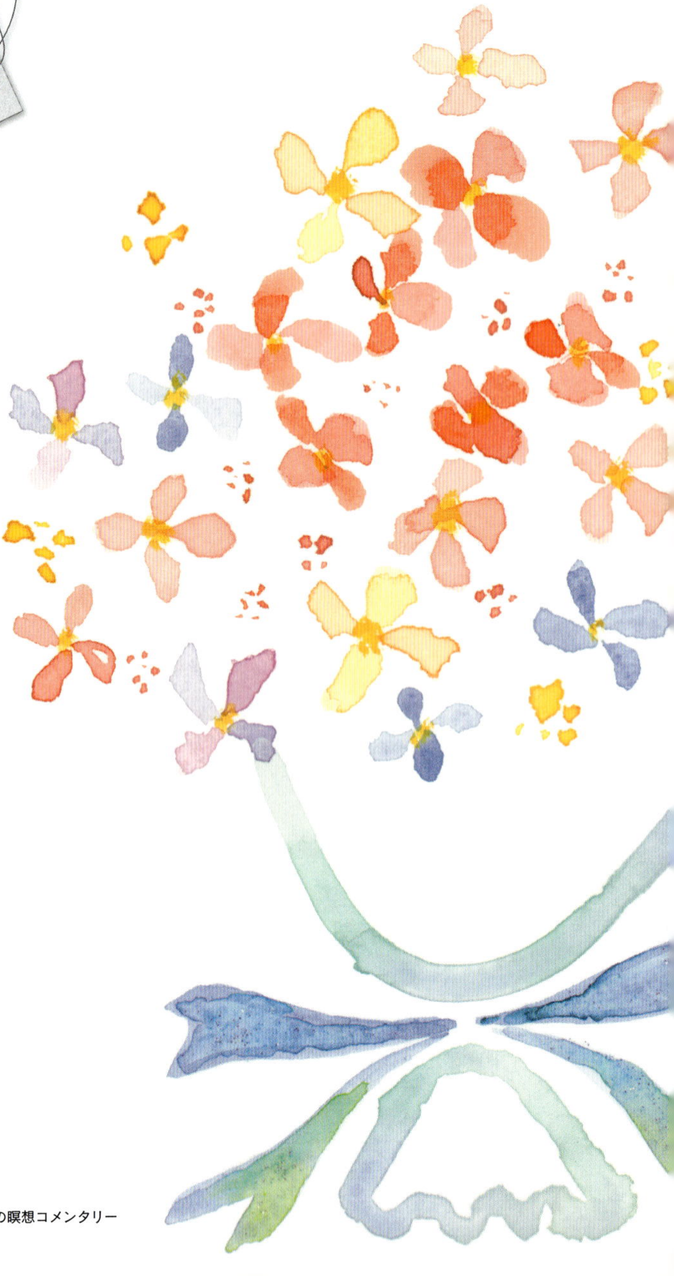

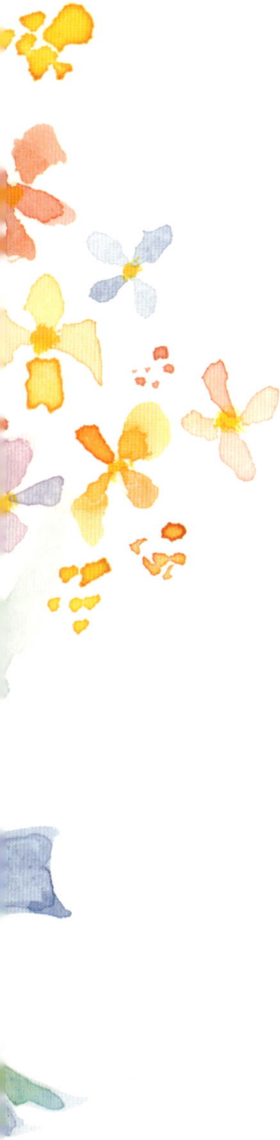

楽な気持ちで、すっと背を伸ばして重心の上に座ります。
これまでの人生を振り返ってみます。
さまざまなことに直面してきました。
誤解を招いたり、力不足だったこともあったかもしれません。
でも、いつも精一杯やってきました。人が何と言おうと、私にはそれが分かります。
たとえ失敗したとしても、その体験が後で役に立ったこともたくさんあります。
道を進みながら、ここまで来ました。
よく頑張りました。今、自分自身を認めてあげましょう……。勇気と希望をとりもどし、明日からも、また頑張れる気がします。

5

気分はどうですか

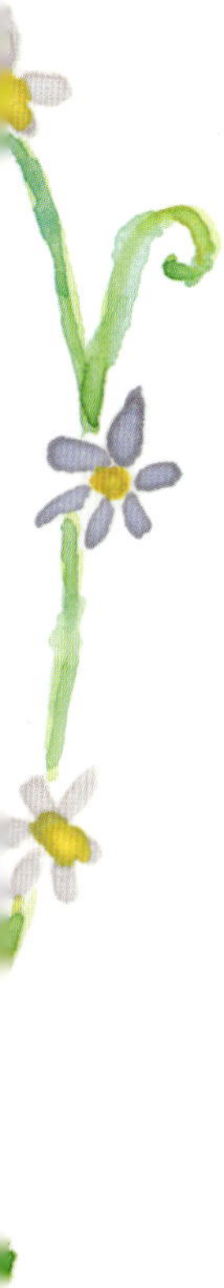

心がぺしゃんこになったら、まず心にたずねてみましょう。
「気分はどうですか?　今、何を考えていますか?」
すると心は答えます。「……えっ？　なんて答えていいか、分からない。だって、こんなふうに聞いてくれたこと、なかったから」
「……ああ、そうでしたね！　いつも、ああしなさい、こうしなさいって、押し付けてきたから……ごめんなさい。今度からちゃんと、あなたの気持ちを聞いてあげますね。私の心よ、あなたはとっても優しくて、素敵だって、分かっていますから」
「ありがとう。なんだか、気持ちがふくらんで、うれしくなってきました」

6

桃栗3年柿8年

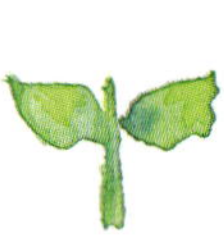

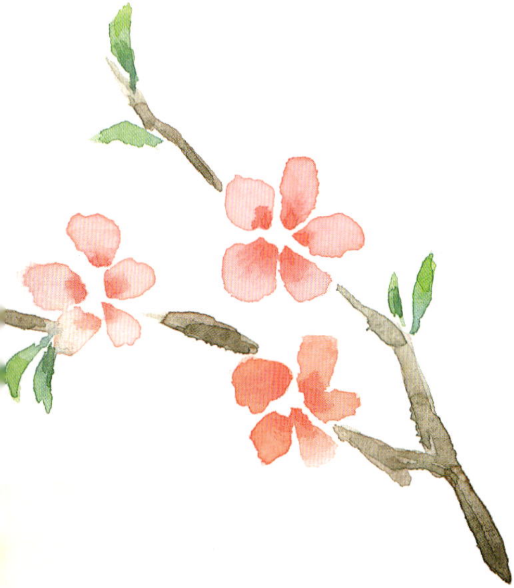

物事にはそれぞれの時があることを、私は理解しています。種をまいたからといって、花もすぐには咲きません。水をやり、光を入れて、今できることをやり続けます。
私には花が咲く「時」を待つゆとりがあります。

7

私の花園

静かに自分自身の内側に意識を向けていきましょう……心の中に静かな庭があることを想像してみます。そこには自分自身の内面の美しさが、花のように咲いていることに気づきます。やさしさという花はどんな香りがしますか?　勇気という花はどんな色ですか?　他にどんな花が咲いていますか?　なんて美しい花園でしょう。毎日ながめ、育てていきましょう。

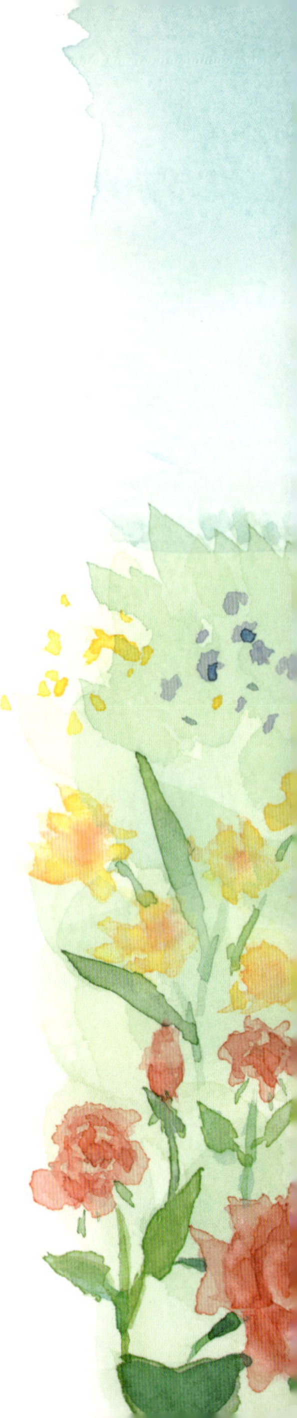

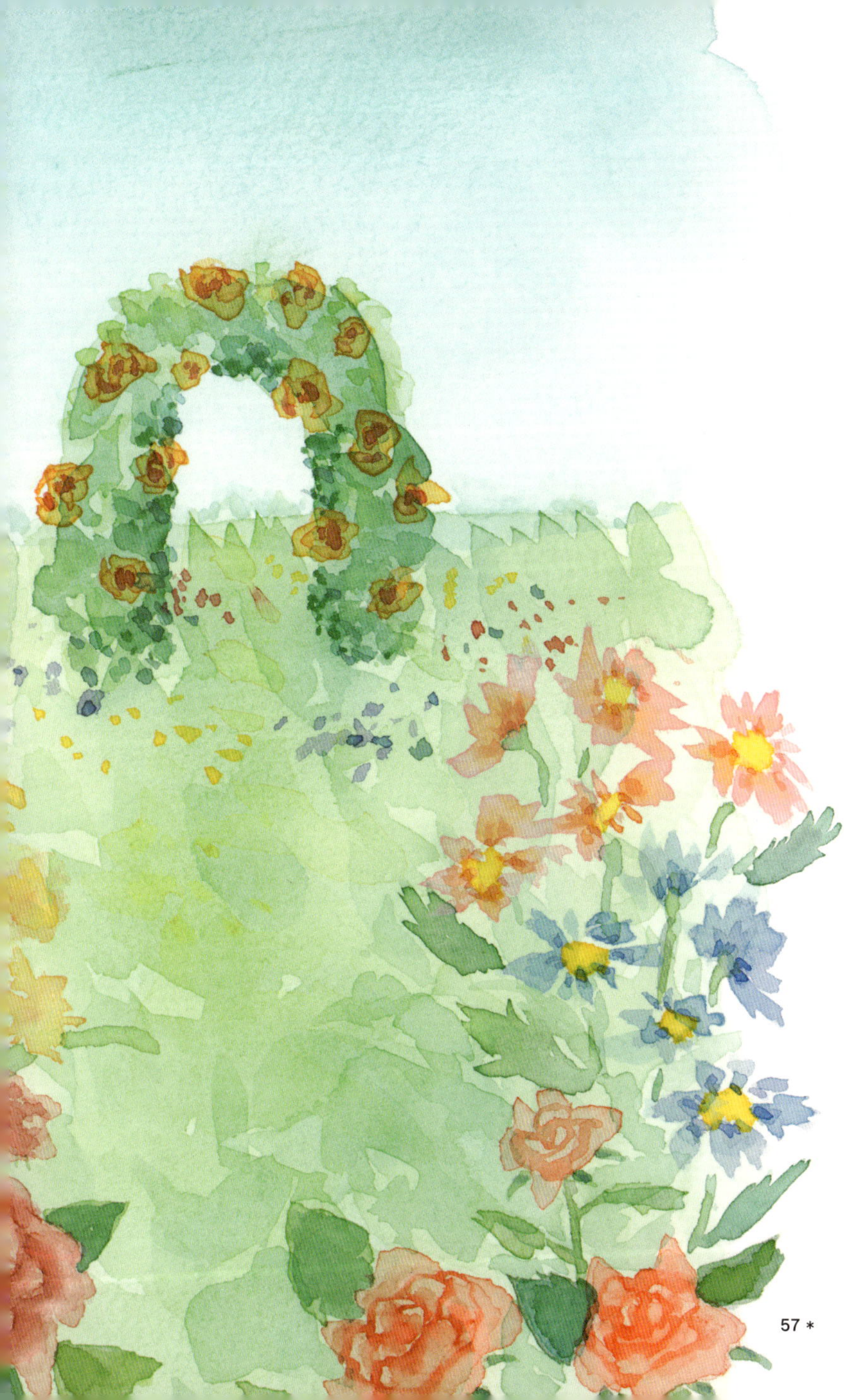

8

死は終わりではありません

魂は、光の点、“私”という意識そのものです。

永遠不滅の役者として、体を離れても、次の役を演じるために、新しい体に入ります。

ドラマが次のシーンに進むだけのことです。
ですから、体を離れることを恐れる必要はありません。

光の存在が小さな体に入り、新しい家族にたくさんの愛で迎えられる場面を思い描いてみましょう。
幸せな人生が待っています。

死は終わりではなく、次の場面に移っていくプロセスにすぎません。
大丈夫、ドラマは続いていきます。
何も心配することはありません。

9

失うものは何もない

私は光の点です。生まれてくる時は、何も持たずに来ました。
光である私は、もともと何一つ所有していませんし、本当に何かを失うわけではないのです。
ですから「失うものは何もない」そう心に言い聞かせましょう。

ドラマのシーンにはその時必要な大道具、小道具があり、役者はそこで必要に応じて、それを扱うだけです。

次のシーンに行く時は、何も持っていきません。
必要な大道具、小道具は、ちゃんと準備されています。

人生のドラマの中でも同じことが言えます。
必要なものは必ず用意されます。
失うことを恐れる必要はありません。
安心しましょう。

3　気づき

同じ状況にいながら皆が同じ体験をしているわけではありません。人によって物事のとらえ方が違うからです。誰もが過去の体験や自分なりの価値観というフィルターを通して物事を見ています。思い込みや勘違いという色眼鏡で簡単なことを難しくしたり、問題を人や状況のせいにしがちです。誰もが自分自身の色眼鏡を使って物事を見ているので、人生は問題だらけになります。

視点を変えることで、違う側面が見えてきます。状況をどのようにとらえるかで、現実そのものが変わります。

さまざまなとらわれから自由になるためには知恵が必要です。考えの力や物事の仕組み、状況を受け入れ最善をつくす方法を学ぶことで、人生がとても楽になります。

この本にある瞑想のタイトルを思い出すだけでも、いざという時役に立つでしょう。いつでも使いこなせるようになるためには、練習が必要です。

この瞑想の言葉を繰り返し聞いて、実生活に活《い》かしましょう。そうすれば、心の達人になるのも、夢ではありません。

10

なるようになる

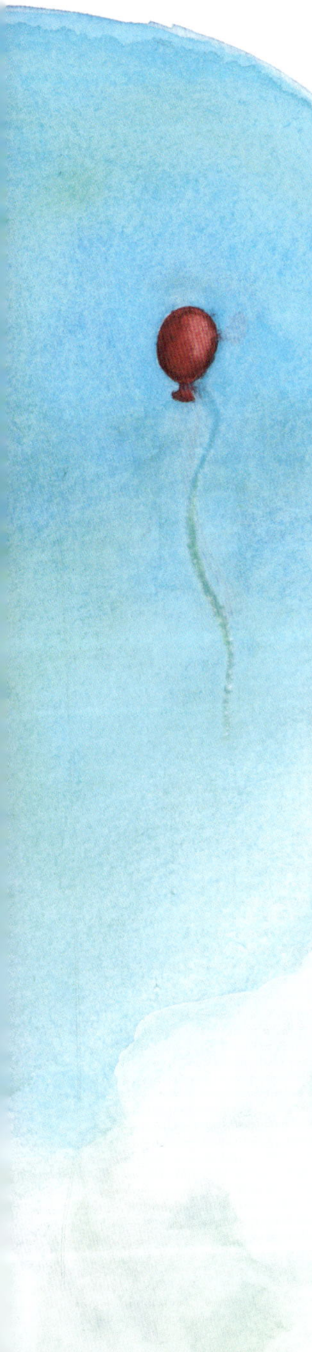

人生がスムーズに進んでいないように感じる時、交通渋滞に巻き込まれている自分自身を想像してみましょう。速く進みたくても進めないですね？　あなたは怒っていますか？　嘆いていますか？　それとも自然にまかせてゆったりとした気持ちで運転席に座っていますか？　どんなひどい渋滞でも、いつかは流れるようになりますから、たとえのろのろ運転であっても進みながら、渋滞を抜ける時がくるのを待つしかありません。心の中で「なるようになる」という声が聞こえます。……焦《あせ》る気持ちがしだいに落ち着きをとりもどし、おおらかになり、体の緊張も緩《ゆる》んでくるのを感じます。

11

空から見れば

イマジネーションを使って、自分自身が気球に乗って空高く上がっていく情景を思い描いてみましょう。ゆっくりと上昇していくにつれ、同じ目線で見ていたものがだんだん小さく見えてきます。高層ビルも何もかもが小さく見えます。今まで自分の人生で、大きな山のように見えていたことを、広い空を漂いながら、ゆったりとした気持ちで見てみましょう。取るに足らないことに見えますね。「たいしたことではない」という考えで、状況を乗り越えていく勇気をとりもどします。

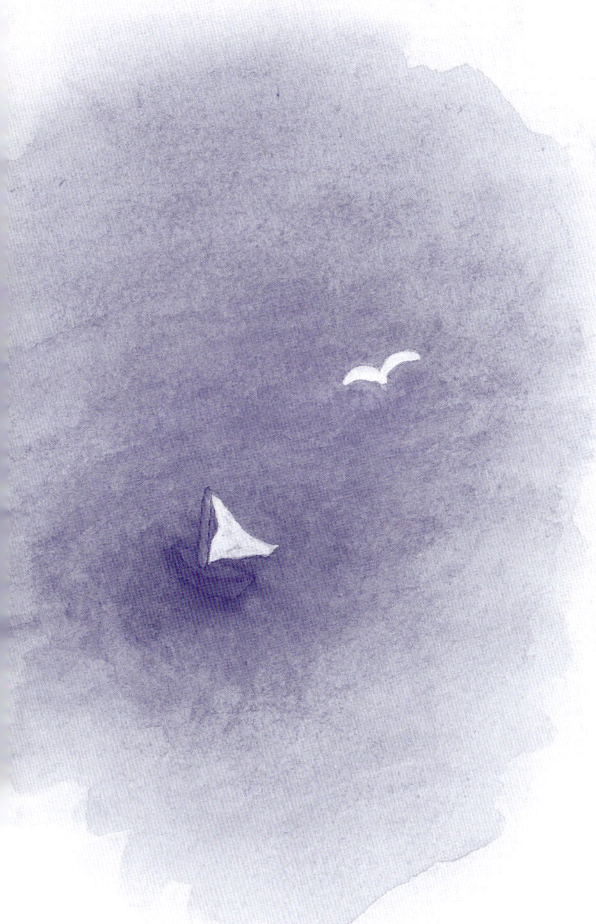

12

ノープロブレム

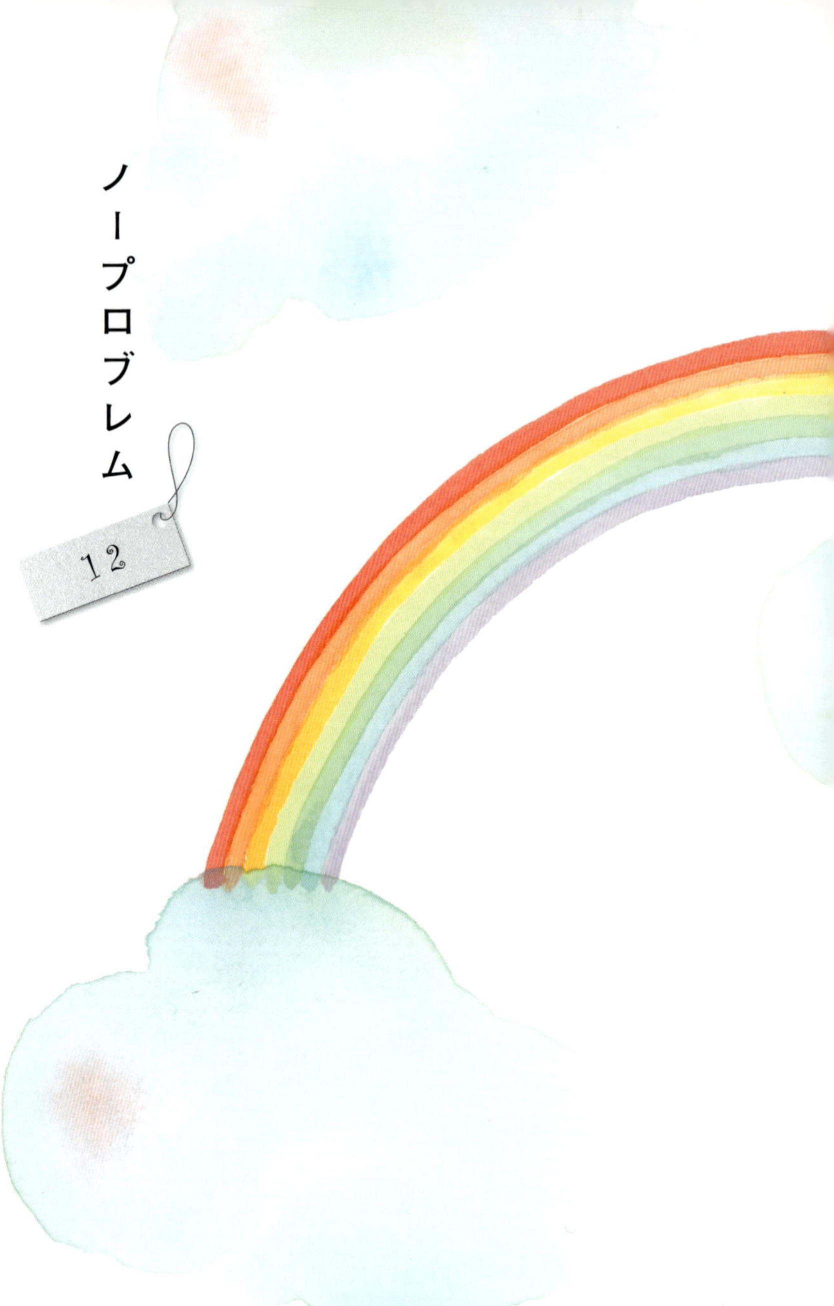

大変なことが起きたと感じたら、まず「問題なし」と言ってみましょう。それで半分は解決です。心配しても、悩んでも、誰かのせいにしても、ますます解決から離れていきます。「問題なし」と言った時、内側から解決に向かう力が湧《わ》いてきます。さあ、言ってみましょう……「No Problem」「問題なし」

13

変化するのがあたりまえ

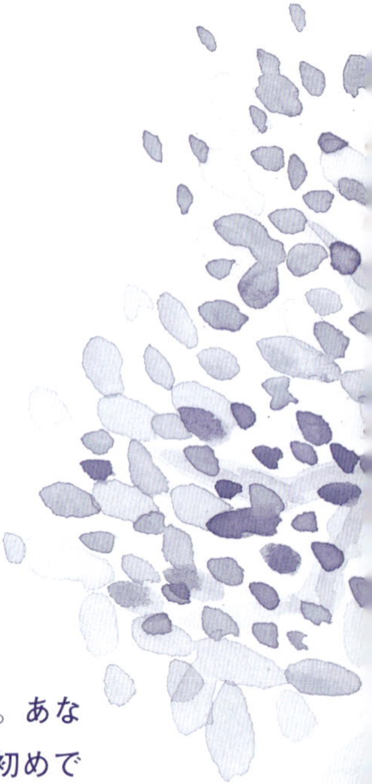

あなたが一本の木だと想像してみてください。あなたはどんな姿形をしていますか？　今、春の初めです。
日に日に暖かくなり、内なるエネルギーが湧《わ》きあがり、小さな芽が顔を出しました。成長する時です。
かわいいつぼみが、やがて満開の花を咲かせます。

時がたち、日ごとに太陽が強く照り、緑の葉がのびのびと茂っていきます。夏が来ました。あなたは今、元気一杯です。
でも、少しずつ陽が短くなっていくのが分かります。

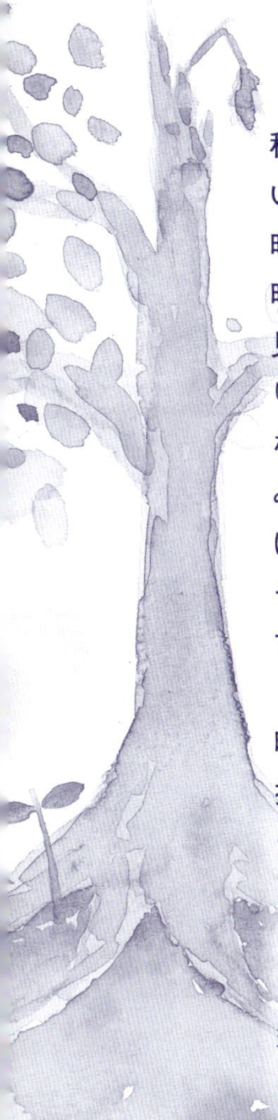

秋の訪れです。緑の葉は鮮やかな色取りに変化していきます。
時がたち、冬が訪れます。自分自身の一部を手放す時がやってきました。次々に落ちていく自分自身を見ながら、どんな気持ちがしますか？　戸惑いがありますか？　寂しさがありますか？　自分が弱々しくなっていくように感じますか？　すっかり葉が落ちてみると、変わらずにあなたを支える力があったことに気づきます。「大丈夫、変化するのがあたりまえ」そんな確信に包まれた懐かしい感覚がよみがえります。

時がたち、再び春の初めです。
振り返ってみると、春から夏、夏から秋、秋から冬、そして春……と私の形はずっと変化を続けてきました。冬になり自分自身を失うかと思った時、実際はそれが豊かな蓄積の時間でした。

私たちの人生でも、変化はとても自然なことです。
「大丈夫、変化するのがあたりまえ」

過去と他人は変えられない

14

「あの時こうしていたら……」「あの人がもっとこうだったら……」過ぎたことや人のことを、いろいろと考えてみたところで、過去を修正することはできません。
まず、理解しましょう、「過去と他人は変えられない」のです。
では、どうすればいいですか?
過去のこと、人のことにとらわれるのを、ひとまず止めて、「過去と他人は変えられない」と心の中で言ってみましょう……どんな気持ちになりましたか?　心は静かになりましたか?　さあ今、私ができることは何かを考えてみましょう……「今度はこうしてみよう」、そんなアイデアが浮かびましたか?　考えたことを実際にやってみましょう。その勇気がありますね?
「変えられるのは自分だけ」です。

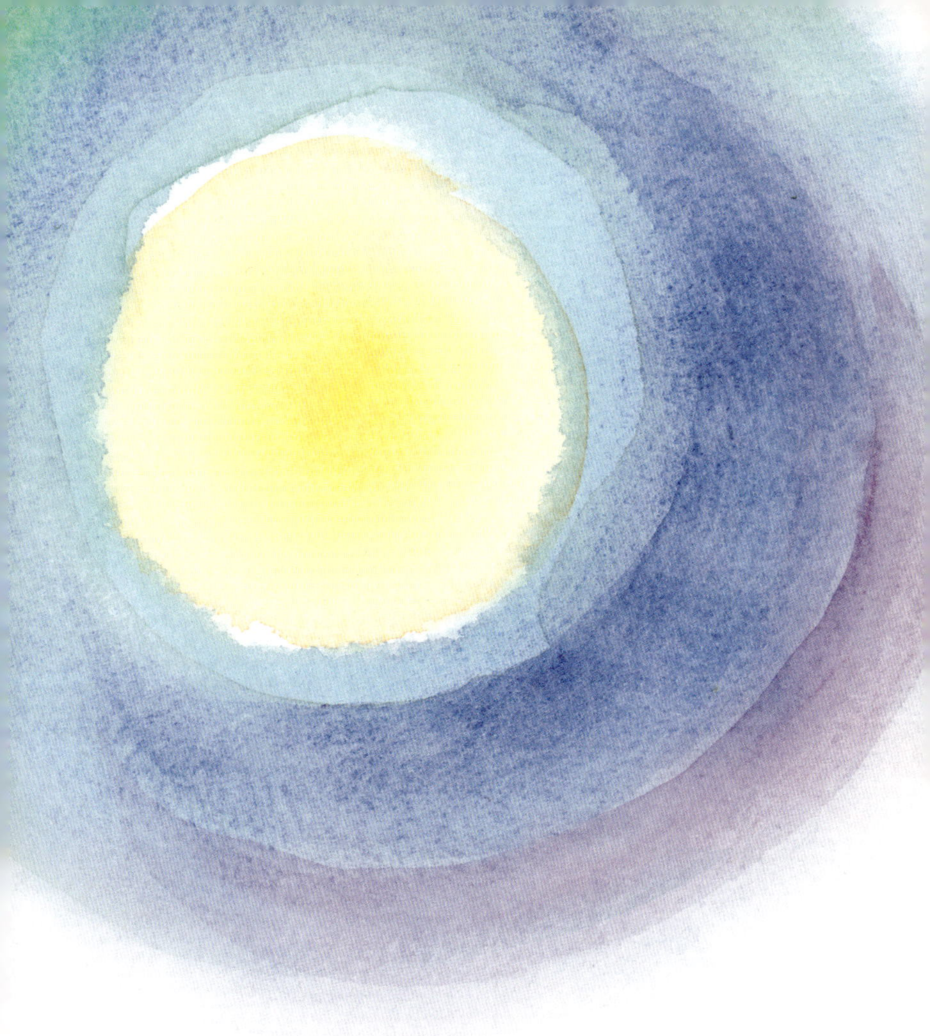

15

人生はドラマ

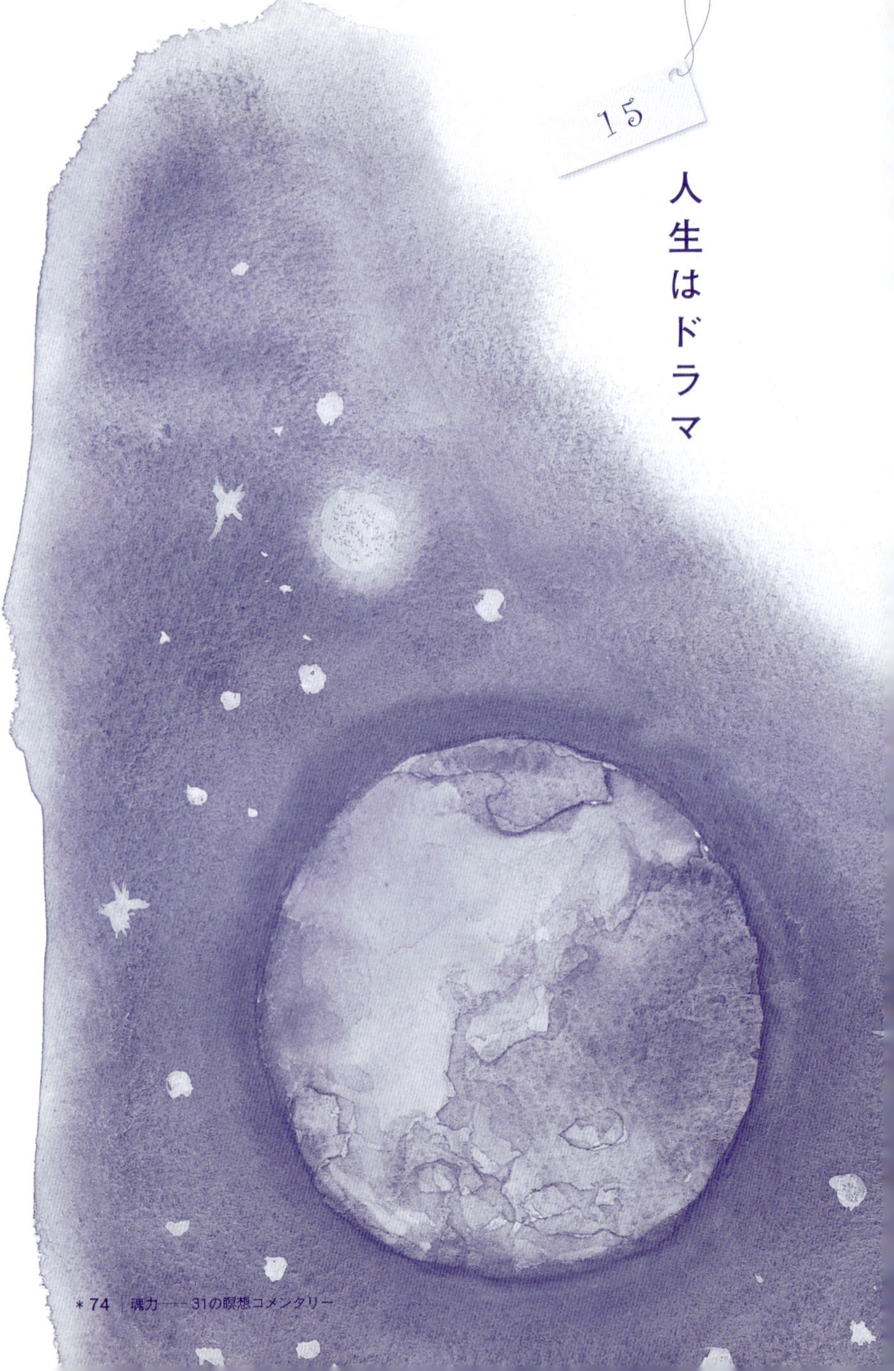

空の上から眺めてみましょう。地球という大きな舞台の上で、一大ドラマが繰り広げられています。太陽と月や星は、舞台の照明です。皆、一人ひとりが役者であり、それぞれ自分の役を演じています。ヒーローの役もあれば、悪役を演じている役者もいます。

私たちは誰もが、ドラマの中の役者です。それを理解すると、自分や人の振る舞いを、客観的に、楽しく眺めることができます。

16

考えは種

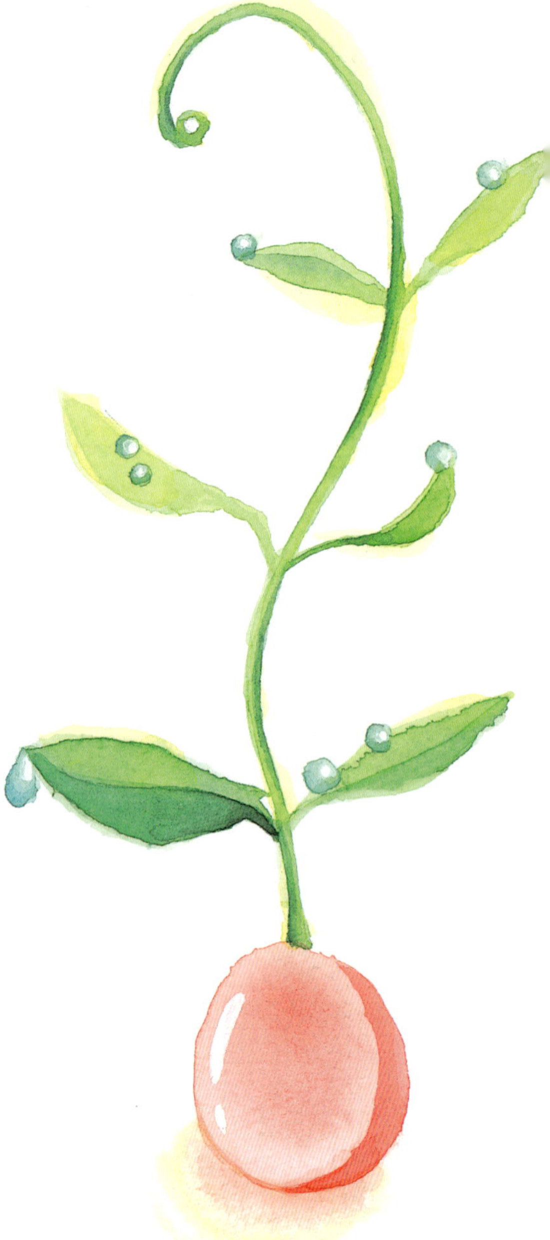

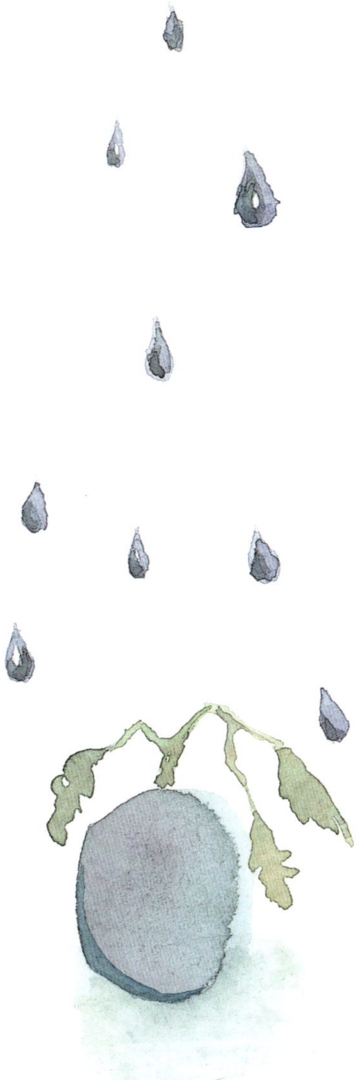

考えは、気分や態度、言葉や振る舞いの種です。

「うっとうしい雨！　体はぬれるし、道路は混むし……」
不満な考えは、気分を憂鬱にし、足取りは重くなり、良いアイデアも浮かびません。

「恵みの雨！　乾いた大地にぐんぐん浸みこんで、緑がよみがえる」
肯定的な考えは、気分をリフレッシュさせ、元気になり、新しい発想が出てきます。
どちらの種をまきますか?　選ぶのはあなたです。

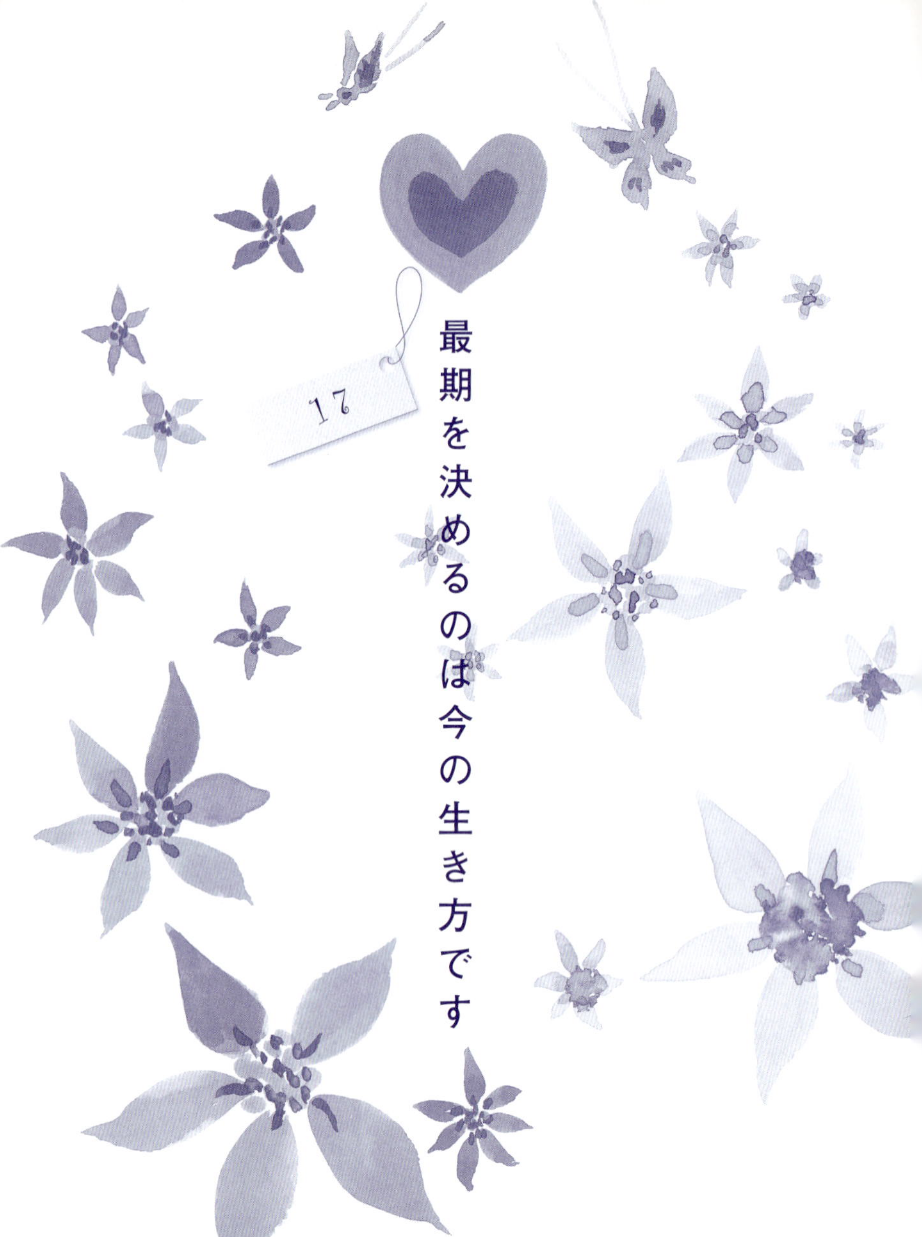

17 最期を決めるのは今の生き方です

あなたの人生の最期はどのようでしょうか?
考えてみましょう。

愛に囲まれていたいですか?
それなら、今、愛を持って生きることです。

穏《おだ》やかで、安らかな死を望みますか?
それなら、今、穏やかに生きることです。

どんな最期を望みますか?
今、そのように生きていますか?

最期を決めるのは、今の生き方です。
悔いのないように生きていきましょう。

18

借金はふやさない

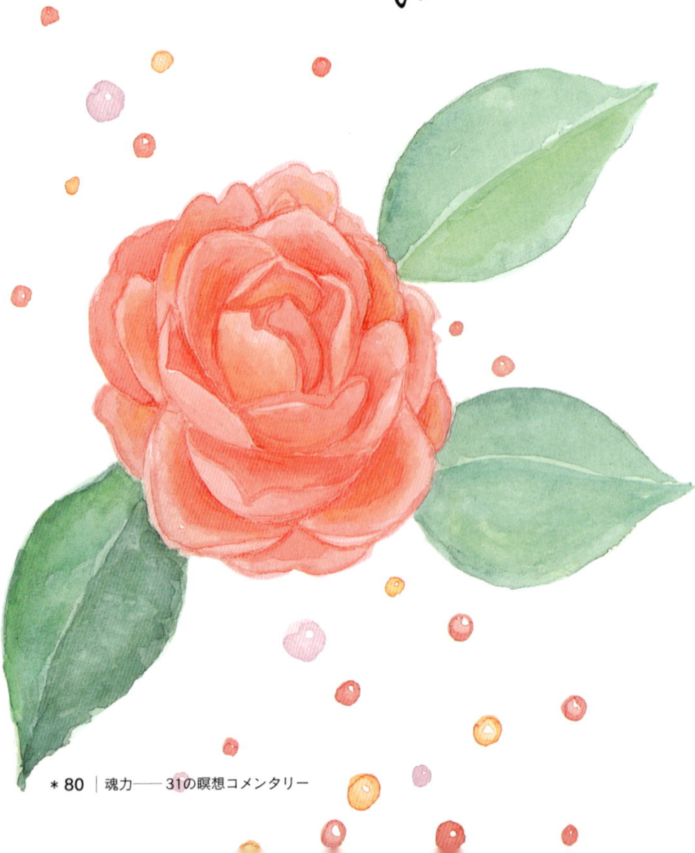

人があなたに対して、突然思ってもみない怒りをぶつけてきた時、あなたはどうしますか?

「なんだ、あの態度は?　あの人はおかしい！」と否定的に反応しますか?

それとも、ひどく落ち込みますか?

その両方が、カルマ銀行の借金になります。

まず、理解しましょう。
これは、過去の借金を返済する、またとないチャンスです。
「借金はふやさない！」そう心でつぶやきましょう。
「私には寛容の力がある」と考えてみます。
少なくとも悪い気持ちは持ちません。
それだけで返済ができるのです。

おだやかに対応し、相手の怒りがおさまれば貯金になります。

カルマ銀行の私の口座の残高は、私に責任があります。
ですから、借金を返済し、貯金をふやすために、いつも注意を払います。

4 集中

現代社会では外の世界に対応するために私たちの反射神経やスピードは増していく一方ですが、立ち止まってじっくり考える力や、寛容性や柔軟性などの精神的な力はますます失われています。

内側に目を向けることで、自己の深いところにある静けさと強さを見出します。

移りゆく外側の世界から注意を内側に向けて、真の自己にフォーカスしその光を体験する時、魂は失ったバランスを回復し、癒され、もう一度本来のパワーをとりもどします。

すると力の源を感じ、そのエネルギーを受け取ることができます。まるでバッテリーが充電されるように、魂はすっかり元気を回復します。

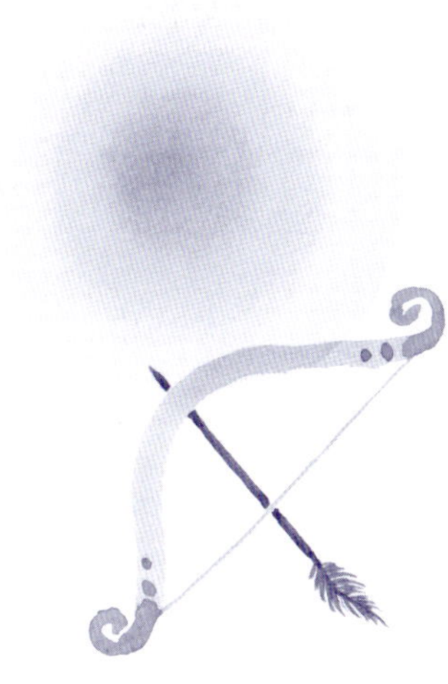

19

肯定性にフォーカス

否定的に見えるものを肯定的に変える方法を考えてみましょう。否定的な考えがあれば、とりあえずそれをわきに置いてみます。すると心に少しゆとりができます。考えのフォーカスを変えていきましょう。肯定性に目を向けます。問題を心に描き、それがチャレンジだとみなします。間違いを心に描き、それが学ぶための機会とみなし、その気づきを持って前進していきます。たとえ否定的な感情が湧《わ》きあがってきても、それに負けないで肯定的な考えに変えることを繰り返し練習します。心をより肯定的な見方に変えて、私の一日が変わり始めます。

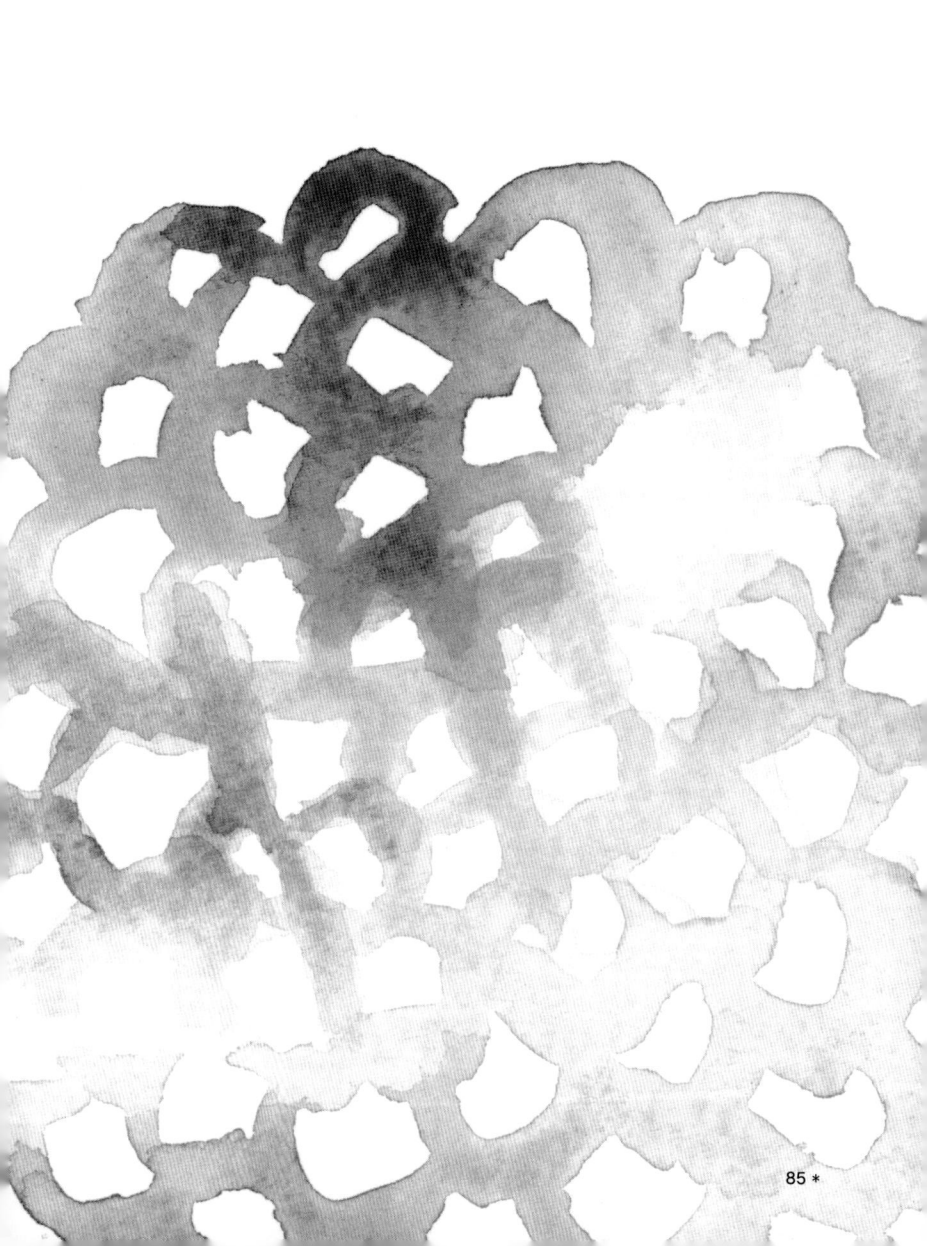

20

心は深い湖

注意を内側に向けます。静かに自分の考えを観察します。さまざまな考えが現われては消えていきます。一つ一つの考えは湖の表面のさざなみのようです。本当の自分は、深い静かな湖のようであったことを思い出します。心が静けさに触れて、穏《おだ》やかさが私を包み込みます。心をすっきりさせて、本来の平和な性質に戻ります。その状態で行動し、周囲に穏やかさが広がります。

21

自分だけの安全な場所

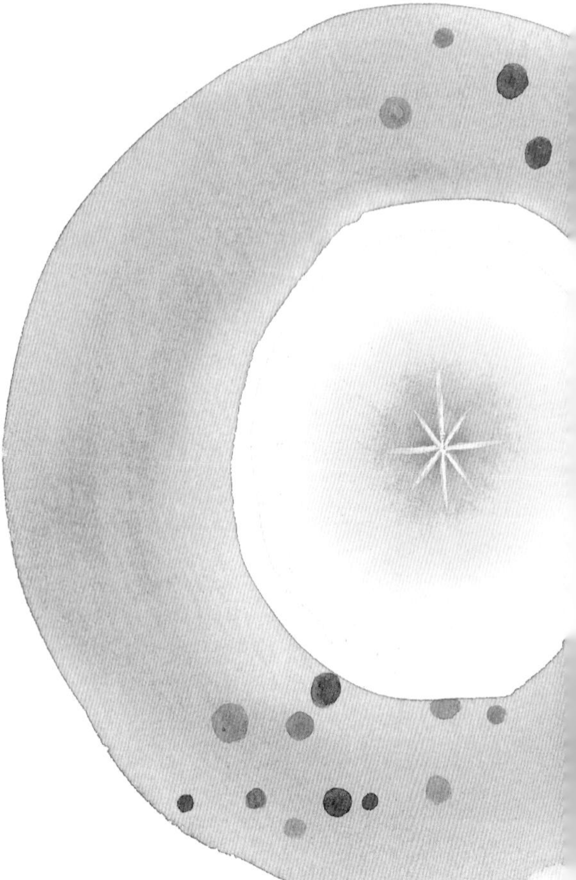

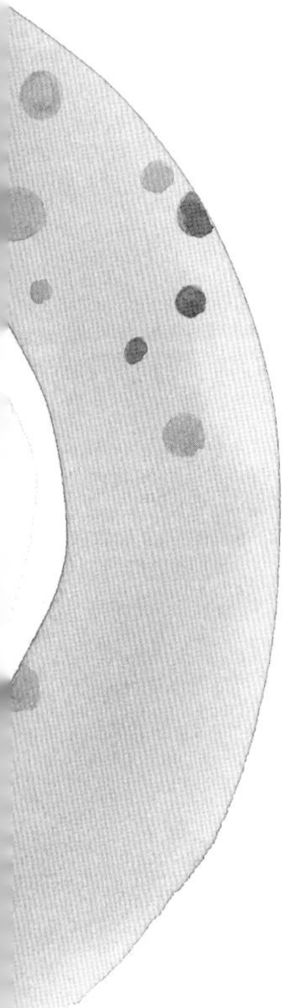

少しの間、亀が手足を引っ込めるように、外側の世界から内側の世界に入っていきます。そこは何一つ外側からの邪魔が入ってきません。安全で守られていると感じます。ここにいると本当の自分自身をとりもどします。自分の真の価値を体験し、人の影響を受けません。内なる静けさの中で､ゆっくりと力がよみがえってきます。さあ、元の場所に戻っていき、ありのままの自分を自然に表現しましょう。

22

考えたとおりのものになる

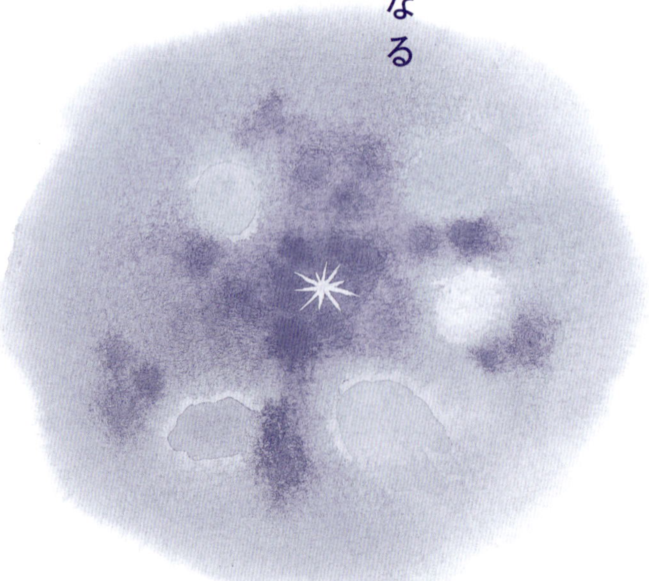

自分をあらゆる力を持っている精神的なエネルギーの存在だと考えてみましょう。そして自分にできないことは何一つないし、どんなことがあっても克服する知恵と力がある、と考え続けましょう。それ以外の否定的な考えは決して混ぜないようにします。「私は知恵と力で、すべてを楽に越えていくもの」しだいに内側に力が満ちてきて、頭がはっきりしてきます。知恵と力で満ちている自分自身を感じてみましょう。考えたとおりのものになります。

私は平和な光の点

23

注意を内側に向けていきます。ゆっくりと呼吸しながら、額の真中に集中します。本当の自分は体ではなく、精神的なエネルギー、永遠不滅の光の点、星のような存在です。体とは別のもの。額の真中にいます。体を車にたとえれば、私はその運転手です。長い間、自分がドライバーであることを忘れ、車だと思い込み、そのためあちこちでぶつかり、痛みを体験してきました。今、本当の自分に気づきます。私は神聖な、美しく輝く光。平和な光の点、体という車の運転をしています。

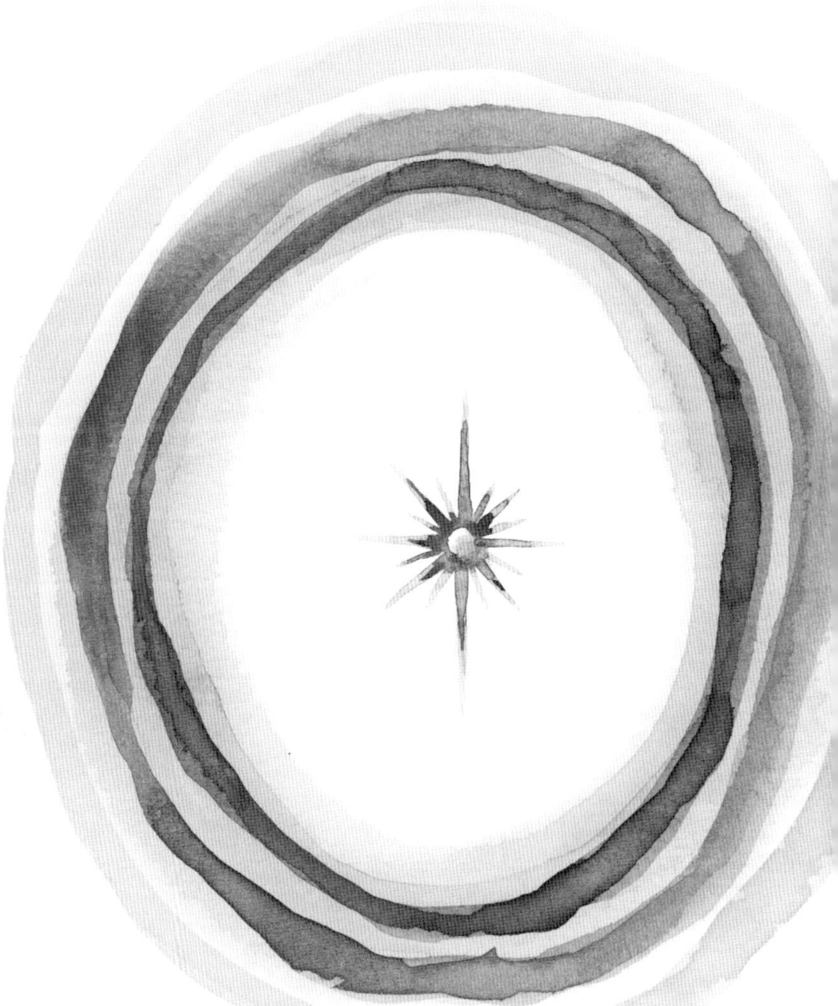

24

バッテリーの充電

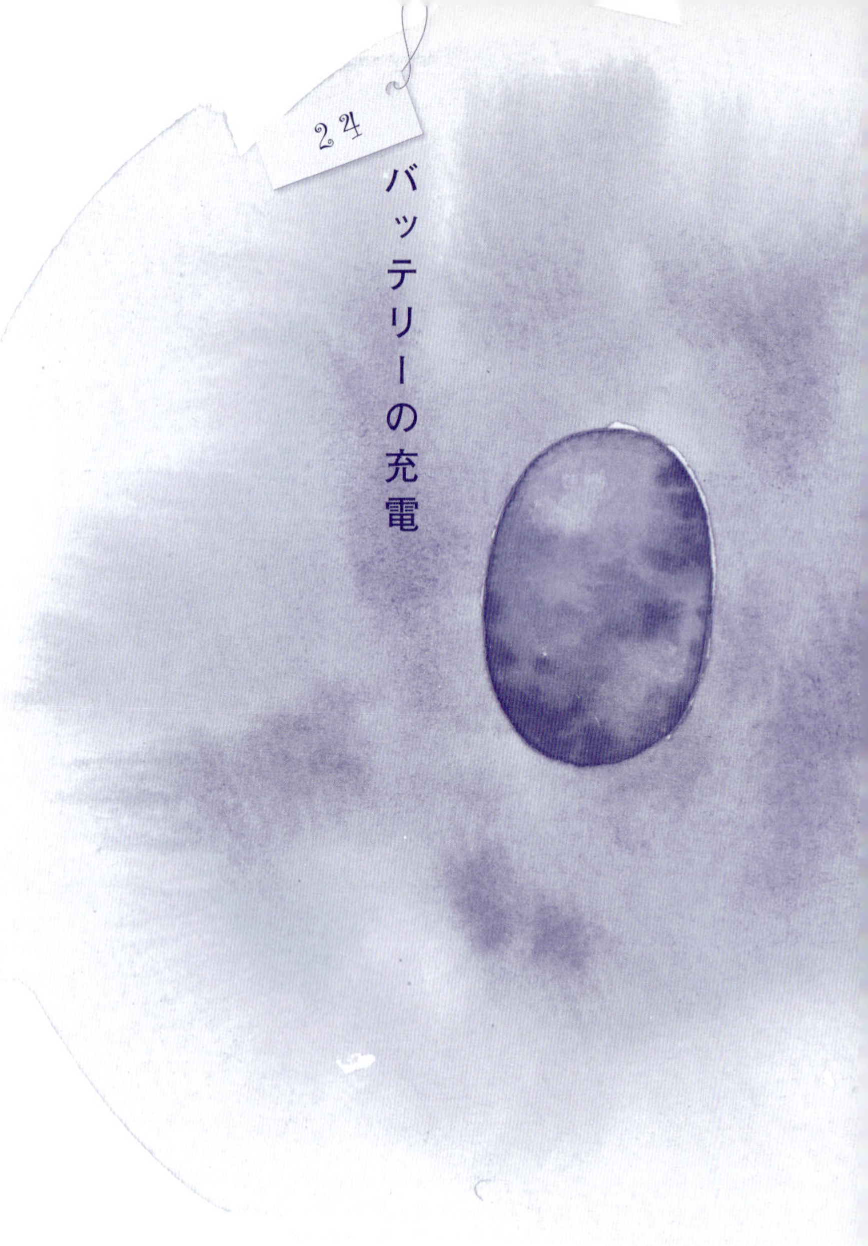

少しの間､心を静止させます。真実の自分、平和な光の点を思い出します。内側に平和が広がっていきます。私はその平和の源を思い出します。純粋なエネルギーが流れ込んできます。そのエネルギーが私の内側を十分に満たします。私は光と力そのものになります。もう一度充電されて、元気をとりもどします。

無条件の愛

25

自分自身を星のような光の点であるとイメージしましょう。上の方から愛の光がシャワーのように降り注いでいます。この光はどこから来ているのでしょう?

すべての魂の父であり母のような存在。純粋な無条件の愛の光です。その光に包まれて、私は愛で一杯になります。誰もがこの愛の源の子供、光の存在だと気づきます。今、私は魂の視線で皆を兄弟として見ることができます。

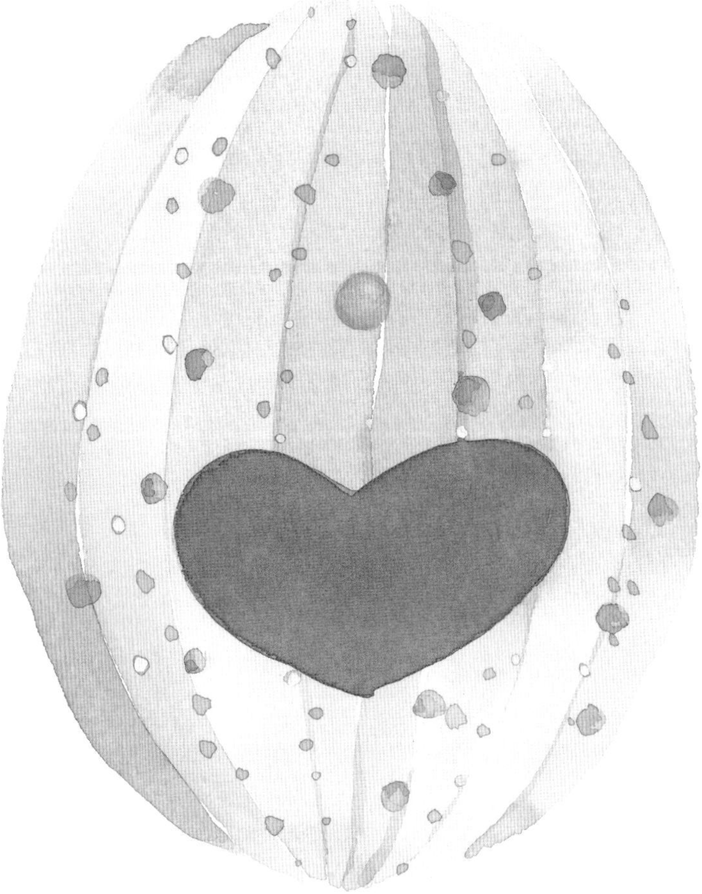

26

自分自身を体験する

肩の力を抜いて、体の重心の上にしっかりと座ります。
つま先から頭のてっぺんまで、体を感じてみましょう。
両方の足の裏にちょっと力を入れて、すっと力を抜いてみます。
その時、両足が透明になっていくことを想像してみましょう。

今度はかかとから膝まで、ちょっと力を入れてすっと抜いてみます。
膝から下が消えて透明になります。

ももに少し力を入れてすっと抜いていくと、透明になります。

おなかに、少し力を入れてすっと抜いていくと、透明になります。

胸に少し力を入れてすっと抜いていくと、透明になります。

呼吸は自動的に続きます。

両方の、手、腕、肩に、少し力を入れてすっと抜いていくと、透明になります。

今、首から下が透明になりました。

下顎《したあご》に少し力を入れてすっと抜いていくと、透明になります。

次に首の後ろから頭全体に少し力を入れて、そっと手放すと、透明になって消えていきます。
顔だけが残りました。

今、少しだけ微笑《ほほえ》んでみます。
筋肉を緩《ゆる》めると、顔も消えていきました。

体とは別の“私”という意識そのものが、今、ここにいます。

5　分かち合い

無私の気持ちで分かち合った時の喜びは格別なものですね。人生を幸せに生きる秘密は、人を幸せにすることです。与えたものが返ってきます。分かち合えば分かち合うほど、それだけ幸せが増していきます。

けれども、与えるものがなければ、与え続けることはできません。物質的なものには限りがありますが、分かち合えるのは物質的なものとは限りません。私たちの内側にはつきることのない資源があります。優しさ、勇気、思いやりのようなさまざまな美徳や精神的な力という、もともとある資源を発掘しましょう。

瞑想によって、その資源をますますふ

やすことができます。

そのようにして内面を満たしながら、他の人と分かち合い、人生をさらに豊かにしていきましょう。

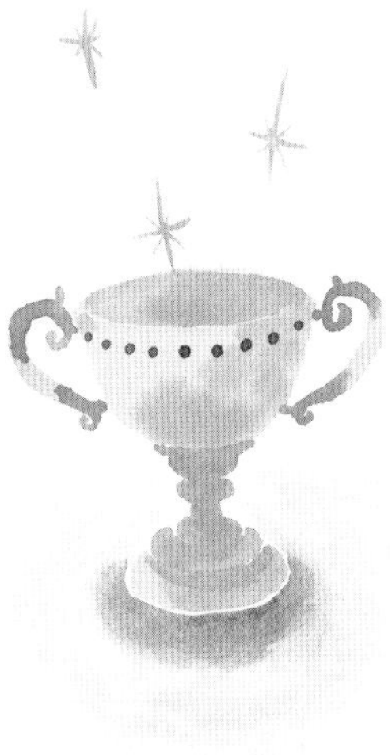

27

宝をふやす

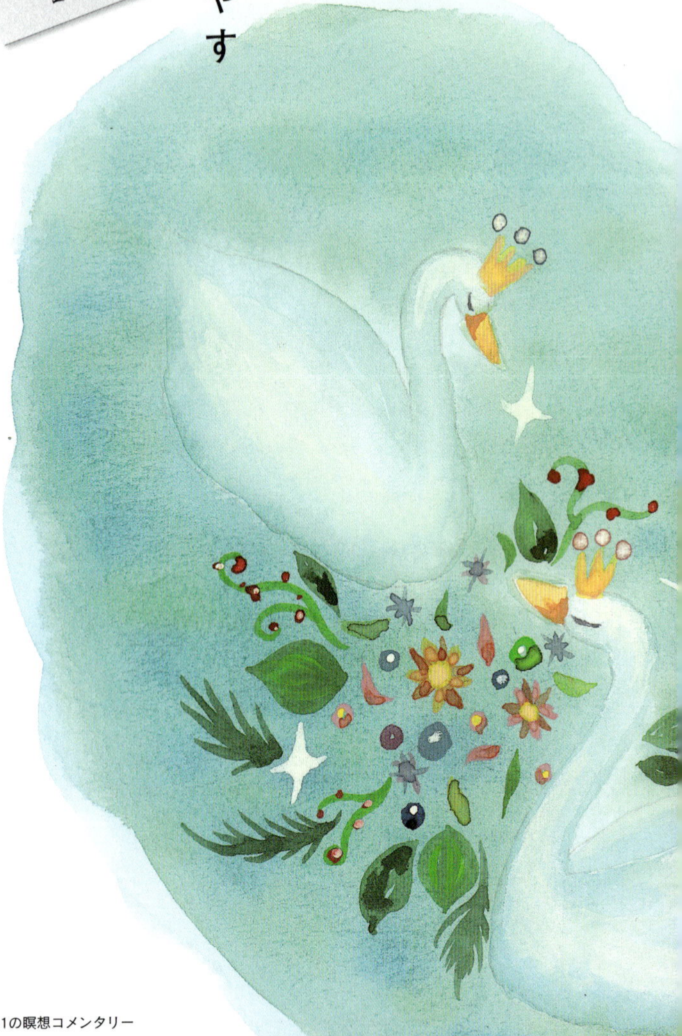

客観的に自分自身を見てみましょう。どんな良いところがあるでしょう?　優しさがありますか?　勇気がありますか?　一つでも見つけたら、それは大切な宝です。日常生活の中で、その宝を使っている自分自身の姿を思い描いてみましょう。人と接する時の態度や顔つきはどのようでしょうか?　微笑《ほほえ》みがありますか?　お金は使えば使うほど減りますが、この宝は使えば使うほどふえていきます。心の中に喜びが増し、豊かな気持ちになります。

28

つらい時こそよいことをしよう

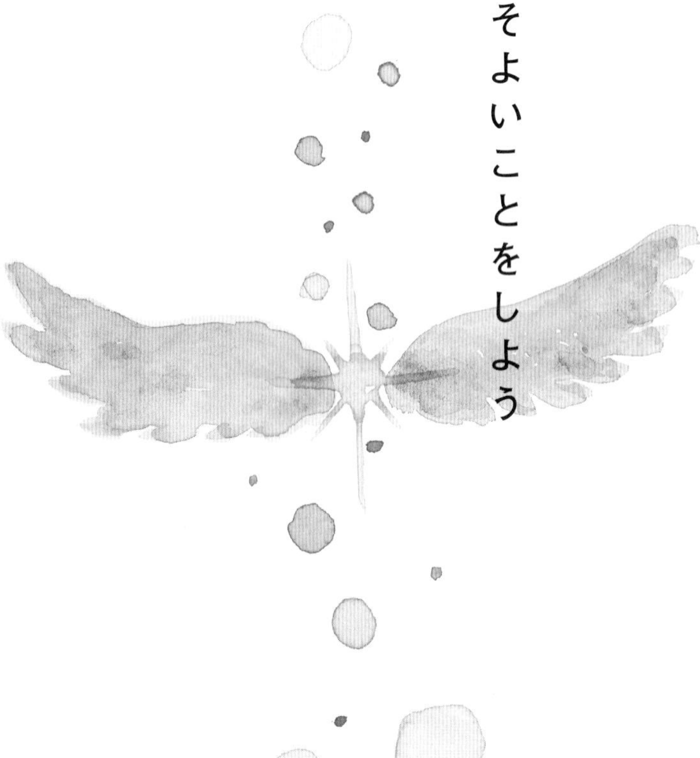

与えたものが返ってくる。この法則を思い出しましょう。少しでも良いことが返ってくるように、まず勇気を出して、自分から何かを与え始めます。たとえ心に心配があっても、まず微笑《ほほえ》んでみます。すると微笑みが返ってきますね。微笑みを寄付しましょう。いつでも、どこでも、誰にでも惜しみなく寄付します。しだいに……人生に幸福がふえてくることに気づきます。

29

あふれ出る清らかさ

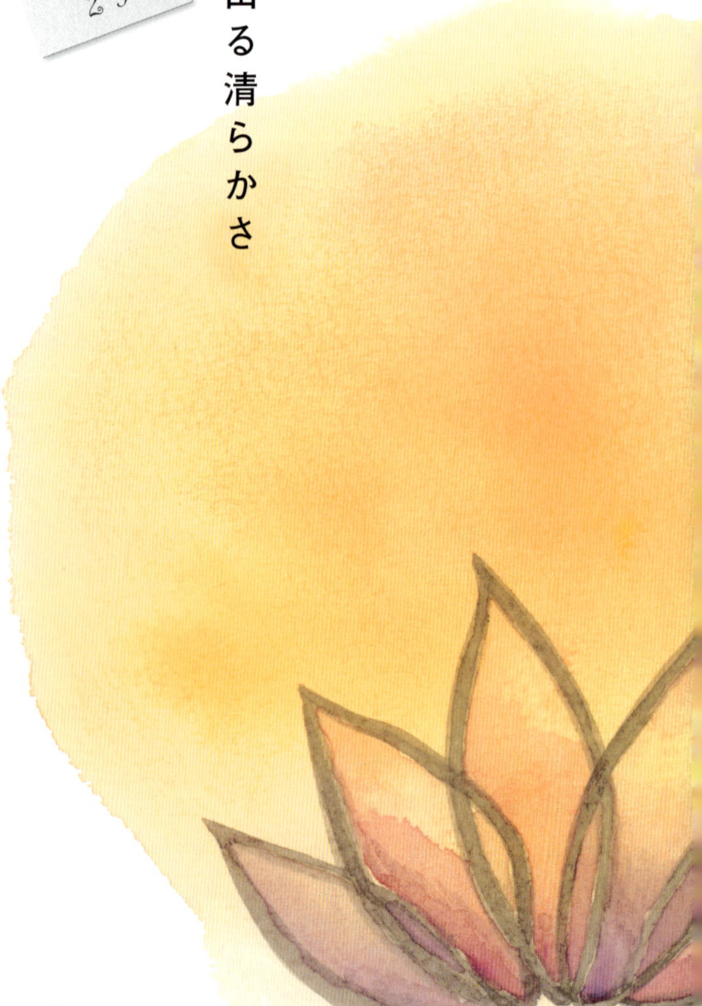

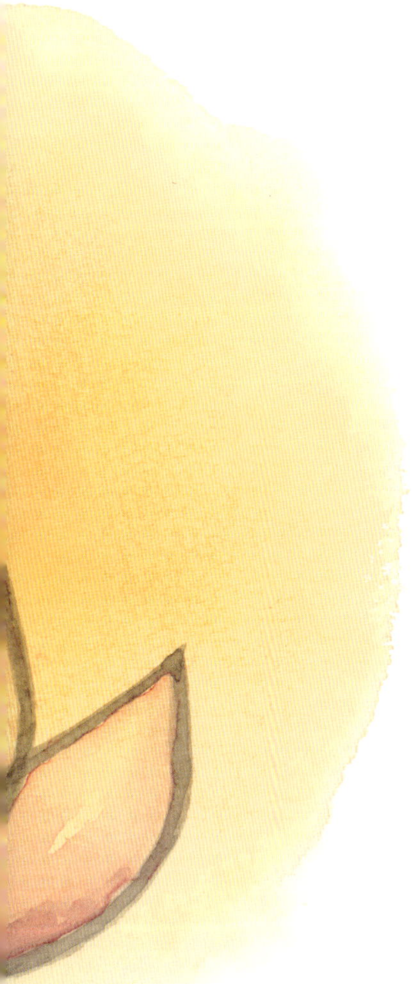

山の頂上に立ち、昇る朝日を見ている自分自身を思い描いてみましょう。闇の中に一筋、宝石のような光がさして、山が姿を現します。瞬《またた》く間に神々しい光が空を染めていきます。私の中から神聖なエネルギーがあふれ出てくるのを感じます。生きとし生けるものすべてに対する愛《いと》おしさがこみ上げてきます。清らかで力強い気持ちが世界中に広がります。

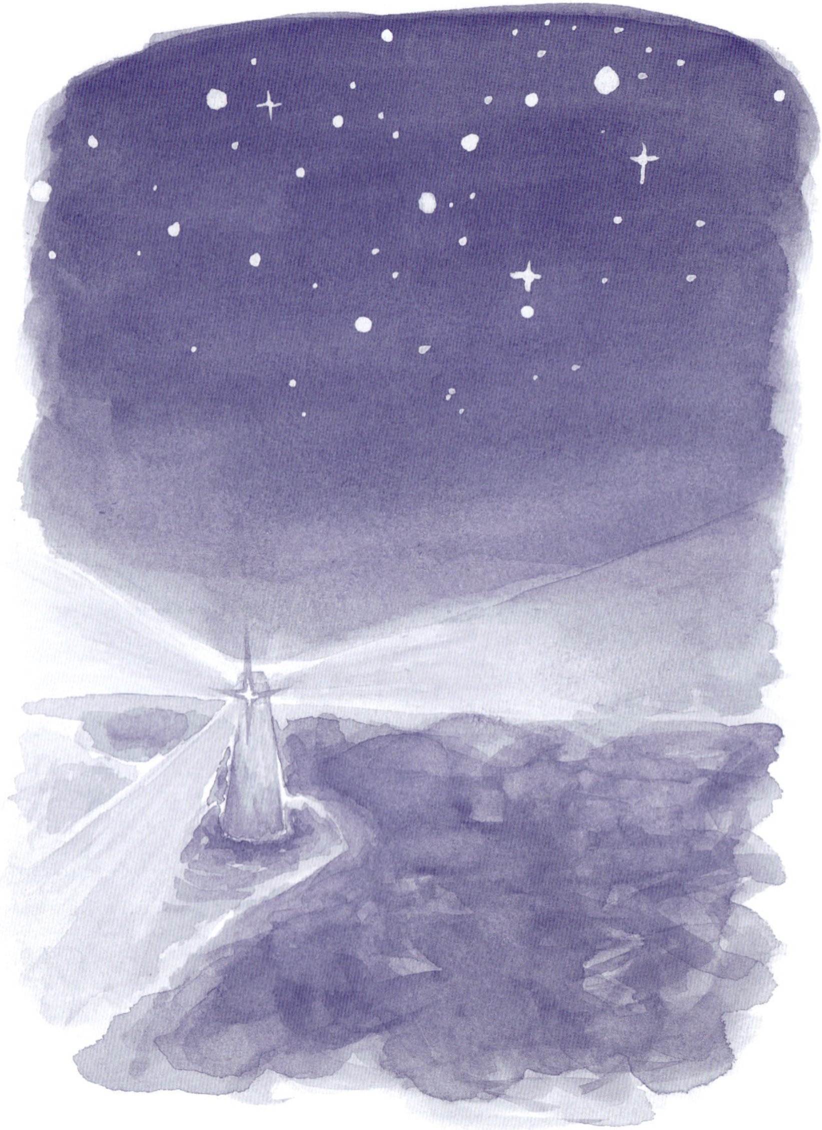

灯台

30

今、自分自身を灯台として思い描きます。晴れた日も嵐の日も、強くて、しっかりと安定しています。あらゆる方向を明るく照らしています。旅の途中にいる人たちを勇気づけ、安全を願いながら、愛と平和と喜びの光を広げます。

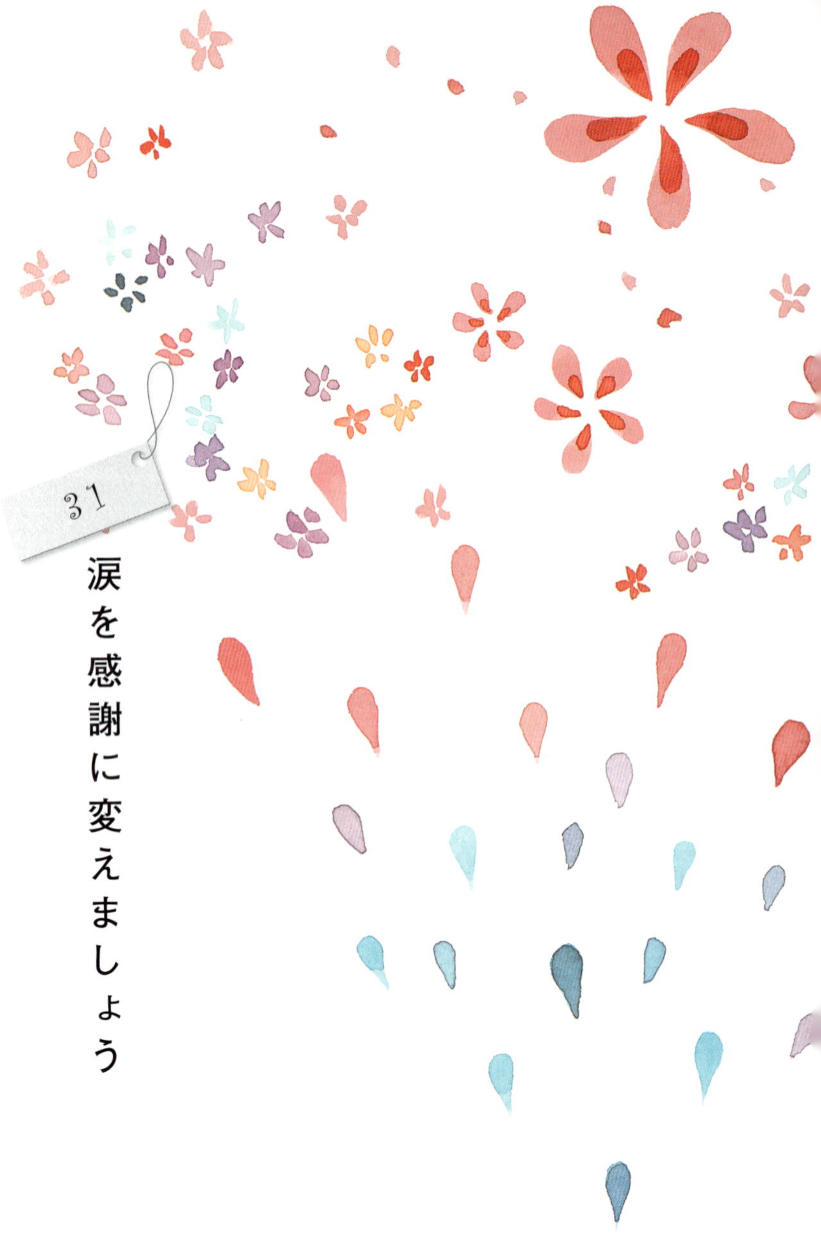

31

涙を感謝に変えましょう

もし、誰かが体を離れたとしても、悲しむのは止めましょう。

その衣装をつけた役割は終わりました。
役者である魂は、別のシーンで別の役を演じることになっています。

長い間共演者として、ともにドラマを演じてきました。
その魂に、感謝の気持ちだけが湧《わ》き起こってきます。
心の中で愛をこめて語りかけます。
「存在してくれたことにありがとう」
「あなたの生き方から、たくさんのことを学びました」

あなたから受けとったものの大きさに、今気づきました。
「次の役割が素晴らしいものでありますように」

008

こんな時には、どうしたらよいでしょう？

人間関係で悩んでいる時

＊

Q 職場の同僚にどうしても苦手な人がいるのですが、どうすればそれを克服できるでしょうか？

A 誰かを苦手だと感じるのは、相手が自分の価値観にあてはまらず、それを受け入れることができないからです。つまり、心の奥には「人を思いどおりにしたい」という気持ちがありますが、多くの場合自分ではそのことに気づいていません。そのため、怒りや批判という態度で相手に反応しているのです。こんな時「過去と他人は変えられない」（14）という考えを取り入れてみましょう。人をコントロールするのは誰にもできないことです。

まず、否定的な気持ちを脇に置いて、相手の良いところを探してみましょう。

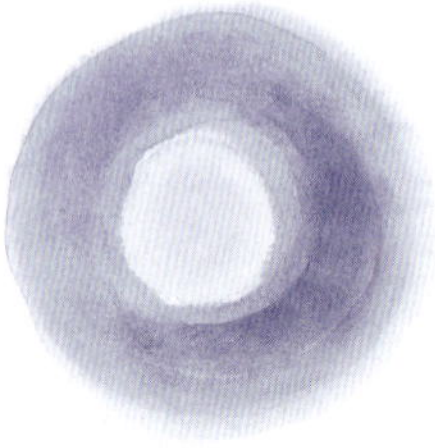

Q **そう思って相手の良いところを探しましたが、見つけられませんでした。むしろ、その人の言動が一々鼻について仕方がありません。このまま私だけが我慢するか、職場を辞めるしかないのでしょうか?**

A 職場を変わったとしても、一時的には良いかもしれませんが、本当の解決にはなりません。そのうち第二の“苦手な人”が現れるでしょう。何かにとらわれていると、心の力を失います。心に強さがないと、簡単に影響されてしまいます。そして、自分自身のものの見方を変えることが難しくなります。ですから、自分の感情から少し離れ、一息ついて「自分自身が楽にいられるにはどう対応したらよいのか」考えてみましょう。

Q **頭ではわかります。でも、その場になったらとてもできない気がします。**

A はい、そのとおりです。心が混乱している時はできません。私たちの心は、本当にリラックスしている時が一番力強いのです。ですから、まず心をリラックスさせてみましょう。そんな時は「心は温泉気分」(1)、「ただ呼吸しましょう」(2)、「スイッチを切る」(3)を何度も聞いてみましょう。心が楽になり鎮《しず》まってくると、ただ否定的に反応することなく、自分を良い状態に保つために肯定的な考えを作り出せるようになります。筋肉のトレーニングのように、心のトレーニングも毎日繰り返し練習すると効果的です。

Q 肯定的と言いますが、具体的にどんな考えを持てばよいのですか?

A 「過去と他人は変えられない、変えられるのは自分だけ」「自分だって人にコントロールされたくはない」「いろいろな花があるように、人も皆、それぞれ個性を持って存在している。咲いている花に“どうしてこんなに小さいのだ。もっと大きくなれ”と文句をつけられないように、人それぞれのあるがままを受け入れるしかない」「人のいやなところを見続けるより、自分の良いところを行動にあらわすことにフォーカスしよう」「人の欠点に反応しているのは私の弱さです」「人のいやなところが目についたら、自分の中にそれがないかを探してみよう。見つかったら、それを一つ取り除いてみよう」等々。このような考えを自分に語りかけてみます。

瞑想で心が鍛《きた》えられると、自然に力強い、適切な考えが出てくるようになります。誰も、私のために変わってはくれません。また、誰も私の心を変えてはくれません。いつまでもいやな気持ちを長引かせないように、自分の内面の面倒をみましょう。良い気持ちをとりもどしましょう。それが自分自身への愛です。

変化についていけないと感じる時

＊

Q 職場で新しいシステムが取り入れられ、今まで自分の築き上げてきたことがまったく活用されなくなってしまいました。今さら一から新しいことを覚えなくてはいけないと思うと、気が滅入ります。

A この世の中で変化しないものはありません。まずは、目の前の変化を受け入れることです。受け入れていないから、苦しいし、新しいことを覚えることにも集中できないのです。そんな時には「変化するのがあたりまえ」（13）を聞いてみましょう。今まで持っていると思っていたものを手放した時、さらに次のステップへと進む可能性が待っています。

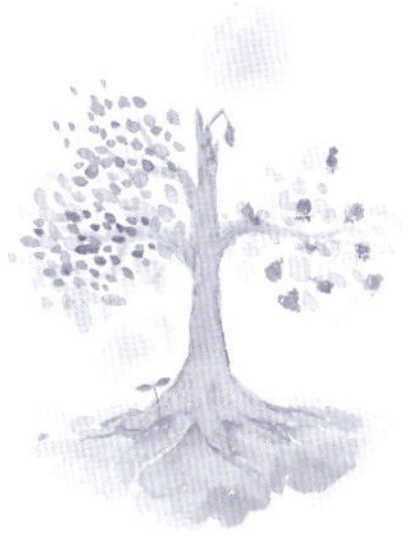

Q では、私が今までやってきたことは何だったのですか?

A 確かにあなたは今まで、それに時間やエネルギーを注いできたことでしょう。一見それは失われたかのように見えるかもしれませんが、それを通してたくさんの体験をしたはずです。今までの蓄積があってこそ、今のあなたがあるのです。何一つ無駄なことはありません。“失うもの” ばかり見ていると未来の可能性も見失います。物事にはそれぞれの時があります。冬が来ても、それはやがてやってくる春の準備の時です。変化の時ほど新しい能力が育っていくチャンスです。「肯定性にフォーカス」(19) を聞いてみてください。また、自分のしてきたことや作り出した形にしがみついていると、一歩も進みません。外側のことが一気に変わる時こそ、内面で大きく前進するチャンスです。変化を受け入れた時、かたくなに閉ざしていた心が解放されて、潜在能力も花開くことでしょう。楽しみですね。

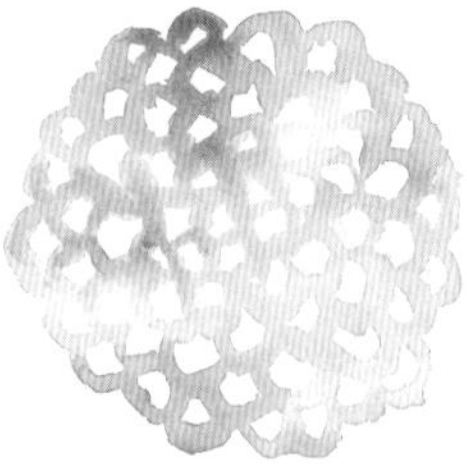

人と比較して劣等感を感じる時

＊

Q 友人は私より外見も頭もいいし、いろいろな才能もあります。つい、自分と比べてしまい、うらやましくて自分もその友人のようだったらどんなに幸せかと思い、いじけてしまいます。

A 世界に一つだけの花という歌もあるように、誰もがユニークな存在です。本来は比べられるものではありません。あなたには、あなたにしかない良さがあることを見つけてください。

Q そうはいっても、どうせならペンペン草よりもバラのほうが良いと思いませんか?

A 表面の形を見ていれば、そう考えてしまうでしょう。けれども、ここで「それぞれがユニークだ」という時、それは外側ではなく内面的なことを言っています。ペンペン草はそれほどよい香りもしないし、目立たない花です。けれども、人を傷つけることもないし、野原で遊ぶ子供たちを楽しませています。誰も見ていなくても、けなげに咲いています。褒《ほ》められようと、けなされようと、まったく関知しません。踏みつけられても、強く根を張ったまま、次々に新しい茎を伸ばしていきます。大事なのはこのような目に見えない素晴らしさです。

Q **そんなのは方便にすぎないと思います。バラの前ではペンペン草だって霞《かす》んでしまうでしょう。誰だってバラのほうがいいと言うに決まっています。**

A どうして霞んでしまうと思うのですか？

Q **だってバラは目立つし、きれいで皆に好かれるじゃないですか。**

A それはあなたの価値観に基づいた比較です。「バラが優れている、ペンペン草にはあまり価値がない」というレッテルを貼《は》ってはいませんか？　ペンペン草のことを本当に理解しているでしょうか。

ここで、ペンペン草そのものを見てみましょう。ペンペン草にはたくさんの長所があります。さまざまな角度から、私たちの生活に役立っています。隣にバラがあってもなくても、ペンペン草の薬効や強さ、素朴な魅力は変わりません。比べることに意味がありますか？

自分自身の真の価値を見失っていると、他の誰かと比べて少しでも自分自身の優越意識を保とうとし、人からもよく見られたいと思います。あるいは「どうせ私なんて」とレッテルを貼ることで、自分のそれ以上の可能性の扉をふさいでしまいます。ですから、優越感と劣等感の間を上下して、疲れてパワーを失います。

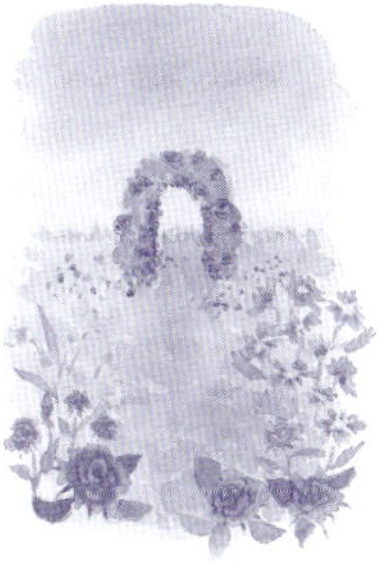

もう、比較するのは止めましょう。あなたにはペンペン草のような強さもあるかもしれないし、バラのような華やかさがあるかもしれませんが、いずれにしてもあなた自身が自らのユニークさに気づき、良いところを育てていけばよいのです。そうすれば、自分に心から満足できるようになるでしょう。「私の花園」（7）を聞いてみてくださいね。

＊ペンペン草（ナズナ）

春の七草の一つで、七草がゆには欠かせません。江戸時代の儒学者である貝原益軒は「天は世を捨て暮らしている人のためにナズナを生じた」（これは味が良いため）と言っています。冬の貴重な野菜、荒廃した土壌でも育つことから、荒れ果てた状態を示し、「ペンペン草も生えない」という表現が用いられるようになったようです。また民間薬として、さまざまな症状に優れた効果を発揮する薬草としても使われています。その名の由来も「なでたいほどかわいい花（撫《な》で菜《な》）」から、という説もあります。果実が触れ合って“しゃらしゃら”と音を出すので、子どもたちが面白がって遊びます。そして実の形が三味線《しゃみせん》のバチに似ているので、ペンペン草という名がついたようだと言われています。

不健康な習慣が直せない時

＊

Q 健康診断でメタボリック症候群だと言われ、生活習慣を変えるように指導されています。食べすぎや飲みすぎ、喫煙や運動不足が体に悪いことは重々承知しています。でも、“分かっちゃいるけど止められない”のです。どうしたらよいでしょう?

A 体に悪いことが分かっているなら、なぜ止められないのでしょうか？

Q 「私の体ですから、何をしても私の勝手でしょう」「聖人君子じゃあるまいし、アルコールや美食がない人生なんて味気ないです」

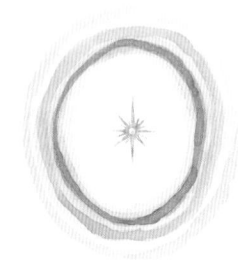

A 体は何のためにあるのでしょうか？　私たちは体を使って、必要な活動を行います。たとえて言うなら、体は車で、私、魂は運転手です。あなたは自分の愛車をきちんと手入れしますね？　必要以上にガソリンを入れたり、おいしいからといってガソリンの代わりにワインを入れたりするでしょうか？　それぞれのパーツを整備しておくと、車がよく機能します。それと同じように、心を澄まして体からのSOSを感じ

取り、面倒をみましょう。一時の楽しみを追い求め、体の健康を損なうとしたら、味わい深い人生と言えるでしょうか？　「私は平和な光の点」（23）を聞いてみてください。

Q **ストレスが溜まっているので、おいしいものやお酒やタバコで発散しないではいられません。どうも意志が弱くて……。**

A ストレスを感じたら、まずリラックスをしましょう（「心は温泉気分」〈1〉や「ただ呼吸しましょう」〈2〉が役に立ちます）。そして、瞑想の練習をすれば健康に良い習慣を身につけることができると信頼しましょう。さらに、ストレスが生じない方法も学ぶことができます。そうすれば、習慣を変えることを先延ばしにしたり、何かで紛らわしたりする必要もなくなってきます。てっとり早い方法によってストレスを発散させたと思っても、それは解決ではなく、ごまかしです。欲求をコントロールするにも心の力が必要です。それには瞑想がとても役に立ちます。心を強くすることで、対症療法に頼らなくても根本的な治療が可能になります。「考えたとおりのものになる」（22）を聞いてみましょう。

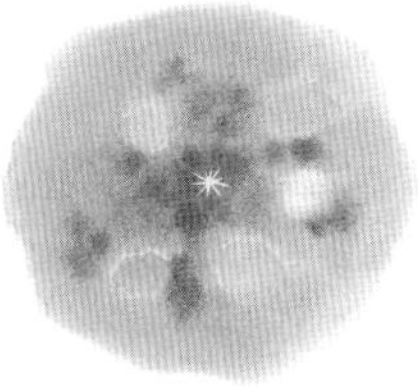

Q おっしゃることは分かります。“このままでいいはずがない”とは感じていますが、一方で“そうはいっても、私の場合はそうひどくはならないだろう”という気もするのです……。

A 同じことをしていたら、同じ結果しか得られません。でも、「私は今、自分のために新しい習慣、新しい人生をクリエイトするのだ」と考えてみませんか？　すると、お医者さんに「今までの習慣を止めなくてはいけませんよ」と言われたから止めるというのではなく、自分の意志で新しいことを始める楽しさを体験できると思います。始めてみると、新しい習慣のほうが楽で、健《すこ》やかだと実感できるようになるでしょう。「いつか、そのうち」ではなく「今、ここで」意志を決めて、軽やかに行動を始めましょう！

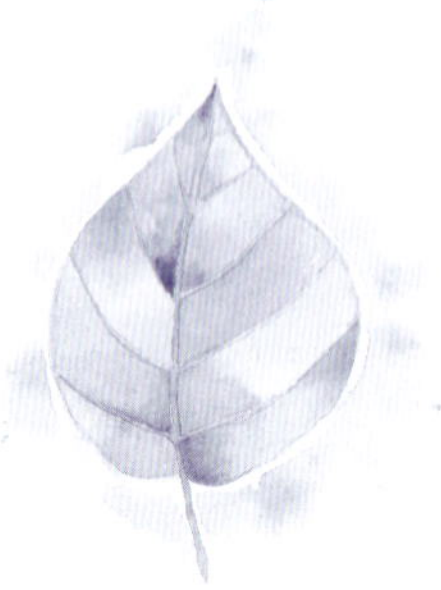

疲れ、いらだち

＊

Q 仕事をしながら子育てもしなければならず、疲れきっています。それなのに夫からは十分な協力を得られず、私ばかりが大変な思いをしています。休みの日ぐらいは一家団欒を楽しみたいのに、夫は「疲れた」と言ってゴロゴロ寝てばかりいます。子どもの学校からは呼び出されるし、夫に相談しようと思っても「お前の育て方が悪いんだ」と言って私を責めます。こんなはずじゃなかったのにと思うと、イライラしていたたまれない気持ちになってしまいます。こんな人生がいつまで続くのでしょうか?

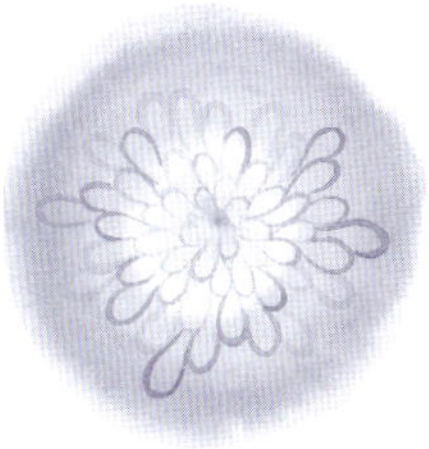

A それは大変ですね。ともかくまず、心を休め癒してあげましょう。「心は温泉気分」(1)、「ただ呼吸しましょう」(2)、「スイッチを切る」(3)を聞いてください。心が休まると良い気持ちがとりもどされ、ゆとりが出てきます。ゆとりが出てくれば、多少のことは気にならなくなります。

大事なことは、問題にフォーカスするのではなく、自分の中心に戻ることです。

Q 中心に戻るとはどういうことですか?

A 一つの行動が終わったら、すぐに次の行動にとりかからずに、まず自分自身の内面にフォーカスします。内側の世界に入っていくと、安全で守られていると感じます。静けさの中で、ゆっくりと力がよみがえってきます（「自分だけの安全な場所」〈21〉、「バッテリーの充電」〈24〉を聞いてください）。そのような習慣をつけると、前の行動でいやな気持ちを体験したとしても、それを引きずらないようになります。

Q でも、私が中心に戻るだけでは、夫の態度は変わらないと思います。なんで私だけが努力しなくてはいけないのですか?

A いらだちや反発を持って接していると、人からの協力は得られません。イライラした気持ちも怒りの一種です。怒りがあると、心の力を失って、言わなくてもよいことまでつい言ってしまいます。そのように文句ばかり言っている人に、あなたは協力したいと思いますか？

自分が中心に戻って本来の自分をとりもどすと、不思議なことにすべてが整ってきます。本来の穏《おだ》やかさ、良い気持ち、愛があると、人は自然に協力的になるものです。お母さんが良い状態に安定していると、子どもの心も安定してきます。ですから、まず穏やかに安定しているように心がけましょう。それが本来のあなたですから。そうすれば、よく眠れるし人との関係も良くなり、何をやっても疲れなくなります。

体の姿勢が悪いと疲れるし、動くのが大変になります。それと同じように、心の姿勢が悪いと、疲れて人生が大変だと感じられます。ですから、心の姿勢に気をつけましょう。難しいことではありません、ただ穏やかな、本来のあなたでいればいいのです。

ADDRESS ≫

NPOブラーマクマリス教室案内

以下の教室で、ラージャヨガ瞑想コースが無料で受講できます。

東京センター
〒165-0025 東京都中野区沼袋1-30-15
TEL(03)5380-4169 FAX(03)5380-4179

バニヤンツリー
〒151-0053 東京都渋谷区代々木1-44-9
メゾンドール代々木203
TEL(03)3377-3808 FAX(03)3377-3015
e-mail:bk-yuko@mug.biglobe.ne.jp

エンジェルハウス
〒231-0862 神奈川県横浜市中区山手町218-2
ニュー山手マンション705
TEL&FAX(045)633-3205
e-mail:angel-house@rainbow.plapa.or.jp

神戸センター
〒657-0805 兵庫県神戸市灘区青谷町4-1-3
青谷プラザ301
TEL(078)882-5019 FAX(078)882-1095
e-mail:kobe@jp.bkwsu.org

福山センター
〒720-0838 広島県福山市瀬戸町山北377-30
TEL&FAX(084)951-0826
e-mail:fukuyama@jp.bkwsu.org

http://www.bkwsu-jp.com/index.php?Home

PROFILE》

本多瑞枝

医学博士。千葉大学循環器内科に勤務中、ムチウチ症の治療で東洋医学に触れる。1985年シンガポール日本人会診療所に赴任。心の姿勢が心身の健康の鍵と気づき、気功、針治療などを学び、ラージャヨガに出会う。その後、海外勤務健康管理センターで海外医療に従事する傍ら、実生活にスピリチュアリティを活かした健康管理を実践、現在終末期の心のケアに取り組む。

滝沢裕子

セルフプログレス・コンサルタント。自身の瞑想の知識と体験をベースに、心のケア、自己向上、コミュニケーションに関するセミナーやワークショップを各地で開催。またコーラスグループ'JOY 2'を結成し、心に響くヒーリングボイスを目指し音楽活動も行う。NPOブラーマクマリス・サブセンター(東京・代々木)のコーディネーターとして、奉仕活動に携わっている。

MAMI

幼少の頃より絵画に親しみ、絵画教室、CG専門学校で異なるタイプのアートの基礎を学ぶ。その後ラージャヨガ瞑想と出会い、その瞑想を通して受けとったフィーリングを絵で表現することに目覚める。現在、人の心を癒すヒーリングアートをめざし活動中。

Sam McNally(サム　マクナリー)

オーストラリア出身のキーボード奏者。1970年代にオーストラリアで活躍したグループTHE STYLUSのオリジナルメンバー。以来、ライブパフォーマー、レコーディングミュージシャン、プロデューサー、音楽教師として、シドニーを拠点に世界各地でさまざまな活動を続けている。

音楽　サム・マクナリー(Sam McNally)
DVD製作協力　近藤和央・五十嵐悦子
ブックデザイン　山田孝之(海象社)

魂力
強さと輝きをとりもどす瞑想

2010年5月15日　初版第1刷発行

文　本多瑞枝・滝沢裕子
絵　MAMI
発行者　野村敏晴
発行所　株式会社 ビイング・ネット・プレス
〒151-0064　東京都渋谷区上原1-47-4
電話03-5465-0878　FAX03-3485-2004
印刷・製本　株式会社 シナノ
ISBN978-4-904117-62-0 C0011　Printed in Japan
